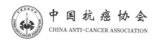

中国抗癌协会
CHINA ANTI-CANCER ASSOCIATION

基因检测

中国肿瘤整合诊治技术指南（CACA）

CACA TECHNICAL GUIDELINES FOR HOLISTIC INTEGRATIVE MANAGEMENT OF CANCER

2023

丛书主编：樊代明

主　编：李红乐　应建明　周彩存　马　杰

U0244798

天津出版传媒集团

天津科学技术出版社

图书在版编目(CIP)数据

基因检测 / 李红乐等主编 . -- 天津 : 天津科学技术出版社, 2023.3

("中国肿瘤整合诊治技术指南(CACA)"丛书 / 樊代明主编)

ISBN 978-7-5742-0916-9

Ⅰ.①基… Ⅱ.①李… Ⅲ.①肿瘤免疫疗法 Ⅳ.①R730.51

中国国家版本馆 CIP 数据核字(2023)第 040008 号

基因检测

JIYIN JIANCE

策划编辑: 方　艳

责任编辑: 马妍吉

责任印制: 兰　毅

出　　版: 天津出版传媒集团
天津科学技术出版社

地　　址: 天津市西康路 35 号

邮　　编: 300051

电　　话: (022)23332695

网　　址: www.tjkjcbs.com.cn

发　　行: 新华书店经销

印　　刷: 天津中图印刷科技有限公司

开本 787×1092　1/32　印张 7　字数 80 000

2023 年 3 月第 1 版第 1 次印刷

定价:76.00 元

编委会

丛书主编

樊代明

主　编

李红乐　应建明　周彩存　马　杰

副主编（以姓氏拼音为序）

关　明　黄金艳　姜艳芳　李文斌　孟宏学　欧阳能太
潘景轩　苏　丹　邢金良　于津浦　周晓燕

编　委（以姓氏拼音为序）

柏乾明　陈　刚　陈实富　陈　钊　成志强　程　伟
崔久嵬　董　兵　董　磊　董周寰　杜日昌　杜则澎
段　勇　凡任芝　方健飞　方向东　付　林　付　莎
傅　俊　巩　丽　郭　蕾　郭琳琅　韩　博　韩昱晨
贺付成　侯英勇　胡沛臻　胡晓彤　黄　杰　黄晓明
纪　元　贾淑芹　贾永峰　姜国忠　柯尊富　孔令非
来　茜　郎秋蕾　李　冬　李　佳　李晶晶　李　俊
李文才　李文生　李新霞　梁　莉　廖健伟　刘传勇
刘恩杰　刘　芳　刘红星　刘继红　刘凯华　刘　楠
刘文兰　刘　野　刘　莺　刘永晶　刘月平　卢仁泉
卢瑗瑗　陆元志　茅　矛　挚伟奇　聂　秀　秦亚溱
饶　秋　任　敏　邵春奎　邵建永　石　超　束永前

宋鸿涛　孙世珺　孙　意　田宜平　王　芳　王慧娟
王　亮　王　琼　王少洪　王　涛　王效静　王子兵
魏　冰　吴焕文　吴双秀　吴骁伟　郗彦凤　夏学锋
谢亚莉　邢晓明　熊　慧　薛　田　杨　琼　杨文秀
杨鑫鑫　杨　瑜　杨　峰　叶　丰　叶　凯　叶　庆
易慕华　尹卫国　尹文娟　余红平　岳君秋　曾　瑄
张红梅　张　岚　张庆玲　张　蕊　张仕蓉　张文庚
张笑坛　张　岩　张　寅　张志红　张　周　章　琦
赵建宏　赵　屹　赵　征　郑广娟　郑汝佳　钟定荣
周建华　周永春

执笔专家（以姓氏拼音为序）

柏乾明　傅　俊　胡晓彤　廖健伟　刘红星　刘凯华
陆元志　任　敏　魏　冰　薛　田　杨　瑜　尹文娟
张　蕊　张仕蓉　张　周　郑汝佳

审校专家（以姓氏拼音为序）

纪　元　叶　庆　岳君秋　周永春

编写秘书（以姓氏拼音为序）

崔亚琼　李　俊　石　超

目录 Contents

第六章　核酸质谱技术 ……………………………113

第一章

基因检测的历史沿革

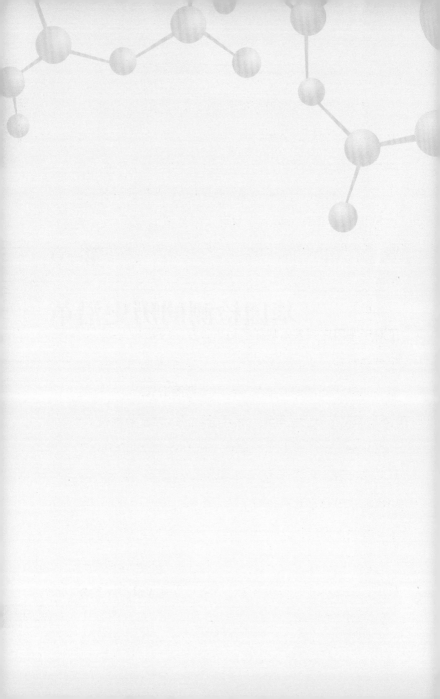

一、基因检测技术的历史沿革

基因检测是指利用各种生物材料如组织、细胞、血液、体液等携带的遗传物质，使用分子生物学方法，检测其分子遗传学改变特征，从而把基因变异导致的基因功能异常和疾病表型联系起来，为临床诊疗提供依据。在肿瘤研究领域，基因检测可用于高危筛查、辅助诊断、靶向治疗、耐药检测、分子分型、预后和治疗评估等。

1953年的DNA分子双螺旋结构模型的提出，开启了对于基因序列基本特征的初步研究；1990年人类基因组计划启动，研究人员完成了人类基因组图谱的精确绘制；2002年启动的人类基因组单体型图谱计划，更是极大地推动了人们对基因与疾病相互关系的深层次探索。基因检测技术在过去几十年里的飞跃式变革体现了分子生物学领域一系列高通量检测技术的进步，以极高的准确性揭示了整个基因组的全貌，在肿瘤患者全周期管理中发挥关键作用，成为"精准医学"的重要组成部分。

基因检测常用技术包括分子杂交、聚合酶链式反应技术、生物芯片、基因测序、核酸质谱五大技术，主要经历四个发展阶段。

（1）第一阶段是基于分子杂交技术在遗传病诊断的基因诊断

20世纪60至80年代是分子杂交技术发展最为快速的阶段，由于当时尚不能对靶基因进行人为扩增，人们只能通过对已知基因序列进行靶基因序列的捕获，而液相、固相杂交基础理论，探针固定包被技术与cDNA的人工合成的出现，为基于分子杂交的诊断方法提供了最初的技术储备。该阶段技术主要包括DNA印迹技术、ASO反向斑点杂交技术、荧光原位杂交技术等，主要应用于遗传病的诊断，即通过对胚胎期婴儿的产前诊断，早期预知一些遗传病的发生、发展和预后。

（2）第二阶段是基于聚合酶链式反应（PCR）技术在疾病诊断领域的基因诊断。

1985年，化学家Kary Mullis发明的PCR技术，给分子诊断领域带来了革命性的进步，推动了传统基因诊断向更为微观的分子诊断发展，特别是以实时定量PCR技术和数字PCR技术为代表的新兴技术，操作简便、灵敏度高、特异性强，对材料来源容忍度大，目前广泛应用于感染性疾病、遗传病、肿瘤的临床诊断中。

（3）第三阶段是基于基因芯片的多指标、高通量的基因诊断。

从1992年世界上第一张基因芯片问世到现在，芯片技术已经得到长足的发展。芯片按结构可分为基于微阵列（microarray）的杂交芯片与基于微流控（microfluidic）的反应芯片。基因芯片相对于PCR技术通量较高，兼具高准确性和高灵敏度特点，弥补了传统的核酸印迹杂交技术在通量上、自动化上的缺陷，主要应用于产前诊断和感染性疾病、遗传病等诊断。

（4）第四阶段是基于高通量测序技术的基因诊断。

由一代Sanger测序开始，测序技术已经实现了快速更新迭代。二代测序（next-generation sequencing，NGS）技术在一代测序的基础之上，从一次检测一个基因的已知序列到一次检测几百个基因的热点区域，甚至可以精确描绘全外显子组和全基因组图谱，检测通量更高、序列读长更长、测序成本更低。目前NGS作为主流技术被广泛应用于无创产前检测（non-invasive prenatal testing，NIPT）、遗传性肿瘤筛查、肿瘤个体化用药指导以及病原微生物的快速鉴定等领域，已成为基因变异检测的金标准。以单分子测序和纳米孔测序为代表的第三代基因测序在不久的将来也会走入临床，开发更多的应用场景。

此外，核酸质谱技术、Nanostring技术、空间转录组技术等的发展也扩展了基因诊断技术的临床应用范围。随着数字化进程的发展，未来的基因检测技术必将实现全流程自动化标准化操作，大大提升技术的便捷性和可及性。

二、基因检测与其他诊断技术的比较

肿瘤是一种基因突变累积导致的疾病，具有高度异质性，不同肿瘤或同一肿瘤的不同患者的遗传学变异各不相同，不同患者在疾病进展、治疗敏感性及预后等方面的差别巨大。传统的诊断技术主要靠临床症状和体征、生理生化检验指标及影像学检查，尤其肿瘤早期阶段症状和体征不明显时，诊断标准主观性强，检验结果缺乏灵敏度和特异性，需进行侵入性检查方可明确诊断；对于晚期肿瘤患者，无法通过更灵敏的手段实时评价治疗效果及监测肿瘤复发，无法解释表型异常的根本原因，给临床诊疗带来很多困惑。

随着人类对肿瘤研究的不断深入，抗肿瘤药物的不断发展，对于肿瘤的治疗进入了精准医疗阶段。肿瘤存在高度异质性，对肿瘤的诊断从传统形态学分型转变到分子分型，可实现"同病异治"或"异病同治"。基因检测依据患者个体的遗传学背景改变，针对肿瘤发生发展相关通路关键分子的改变进行检测，从根本上解释了肿瘤的发病机制，精确寻找肿瘤治疗的相关靶点，大大提升了临床诊断灵敏度。例如对于有癌症家族史的高危人群可进行肿瘤易感基因检测评估患癌风险；对于肿瘤患者进行基因检测发现特定驱动基因突变，可以选择针对该突变的靶向药物进行治疗；通过对体液样本中痕量基因突变检测，可以早于临床症状出现前对肿瘤复发实时监测。

基因检测技术适用性广、通量高、扩展性强，是传统诊断技术的重要补充。可以为临床医生提供更多、更精准的诊断和治疗的证据，在肿瘤的精准诊断、预测和预后、治疗指导、复发监控及药物研发等各种场景中扮演重要角色。

未来，随着人们对新技术临床检测应用的增加，更多的新技术会带着更加完美的解决方案源源不断进入这个领域，例如直接对 RNA 或者蛋白进行测序等。基因检测技术的进步、海量数据的存储和生信分析解决方案，必将对我们提出更严峻的挑战，将抽象的数据翻译成有生物学与遗传学内涵的结果同样也是巨大的挑战。在临床诊断方面，通过分析的数据产生的假阳性或者假阴性同样也是需要慎重考虑的问题。

第二章

核酸原位杂交技术

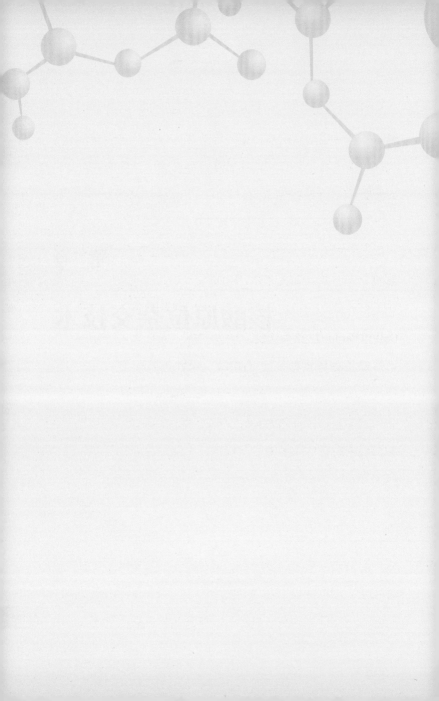

一、概述

原位杂交技术（in situ hybridization，ISH）是根据碱基互补原理，应用带标记的已知核酸探针与组织或细胞内待测核酸进行杂交，并通过显色或荧光信号在光学或荧光显微镜下原位观察并分析组织/细胞中的染色体/基因异常。ISH具有将分子生物学、组织化学及组织/细胞形态学相结合的特点，是定性、定量和定位研究组织/细胞中染色体、DNA和RNA的重要分子技术。

ISH始于20世纪60年代，1969年美国耶鲁大学的Gall和Pardue以及英国爱丁堡大学John等首先采用非洲爪蟾蜍核糖体核糖核酸（rRNA）探针与其卵母细胞杂交，实现了该基因的定位。同时，Buongiorno-Nardelli和Amaldi等利用同位素标记核酸探针，通过放射自显影对细胞或组织的基因进行定位，标志着原位杂交技术的诞生。

20世纪80年代初，采用放射自显影技术可以在有丝分裂中期染色体上检测到几百个碱基对长的DNA序列。随后，非放射性标记的寡核苷酸探针开始使用，并可用于mRNA原位检测。1981年，Bauman等首次以荧光素标记探针进行杂交检测，并在荧光显微镜下观察获得成功，开创了荧光原位杂交（fluorescence in situ hybridization，FISH）技术。1983年，Brigat利用生物素标记的探针，通过生物素与抗生物素结合及过氧化物酶-抗过氧化物酶显色系统，在组织切片上实现了病毒DNA在细胞中的定位。

20世纪90年代发展建立了多色荧光原位杂交（multiplex fluorescence in situ hybridization，mFISH）技术，在一次FISH实验中可对多个不同基因进行定位，即可同时检测多个基因异常，克服了单色FISH的局限性。基于mFISH发展起来的新技术还包括染色体描绘（chromosome painting）、光谱染色体核型分析（special karyotyping，SKY）和跨物种彩色显带（cross-species color banding，Rx-FISH）分析等。

2011年，美国Advanced Cell Diagnostics开发成功RNAscope®技术，通过独特的双Z探针设计和信号放大系统，能有效地兼容RNA的部分降解，在降低背景信号同时，达到高特异性和高灵敏度的检测需求，成为新一代RNA原位杂交技术，并用于临床。

ISH技术自创建至今，几十年来在探针标记方式、探针类型、观察方式等多方面不断发展，逐步以非放射性荧光标记探针取代了放射性探针，从单色标记扩展到多色标记，从手动操作逐渐迈向自动化，而且灵敏性、特异性以及准确性均显著提升，从而得以在肿瘤诊治领域广泛应用。ISH 技术种类繁多，本章节重点介绍临床常用的显色原位杂交（chromogenic in situ hybridization，CISH）、荧光原位杂交（FISH）和 RNA 原位杂交（以RNAscope 为主）技术。

二、显色原位杂交（CISH）技术

（一）技术原理

CISH 是将免疫组织化学显色方法与原位杂交技术相结合的基因检测技术。它采用地高辛或生物素标记核酸探针，利用其与组织细胞中待测核酸按碱基配对原则，进行两者的特异性杂交，再以辣根过氧化物酶（horse-radish peroxidase，HRP）或碱性磷酸酶（alkaline phos-phatase，AP）反应形成的有色产物来使杂交信号显色，最后在亮视野显微镜下观察组织或细胞中特定 DNA 和RNA 片段的特征。CISH 探针类型有单探针或双探针，单探针主要用于检测病毒感染的 DNA 或 RNA 序列、单基因扩增；双探针包括待测基因/相应染色体中心粒探针、分离探针和融合探针，分别检测待测基因的拷贝数改变、基因重排和基因融合。

在CISH基础上延伸出了其他原位杂交技术，其中包括银增强原位杂交（silver-enhanced in situ hybridization，SISH）、双色显色原位杂交（dual-color chromogenic in situ hybridization，dc-CISH）和双色银增强原位杂交（dual-color silver-enhanced in situ hybridization，dc-SISH）。SISH实验方法与CISH相似，不同的是杂交信号为黑色银沉淀。

（二）方法及操作流程

CISH检测的样本类型主要为石蜡组织切片，操作程序主要包括通过HE染色选择合适的蜡块（确定肿瘤类型、肿瘤分布、肿瘤百分比或肿瘤含量）、对组织切片进行预处理（脱蜡水化后进行高温处理或胃蛋白酶消化）、加标记的探针进行杂交、杂交后洗涤、加一抗和二抗、进行显色反应（如DAB显色、银染），以及苏木素复染，最后在光镜下观察结果。CISH简要操作流程见图1所示。

（三）技术优势及局限性

1. CISH技术优势

（1）可在光镜下全片显示组织形态学特点，于待测细胞核上精确定位杂交信号，观察结果于普通光学显微镜下观察，易于开展。

（2）诊断试剂成本相对较低。

（3）实验操作无须避光（与FISH相比），染色后的切片易于长期保存。

（4）在EB病毒感染后小RNA　EBER和HPV感染DNA及其亚型检测中具有敏感性、特异性好的优势。

2. CISH技术局限性

（1）与FISH相比，CISH探针种类较少，且敏感性相对较低，易产生非特异性着色，如在检测乳腺癌HER2基因时，对HER2基因低水平扩增可能难于判断。

（2）在基因重排、基因融合的检测中双色信号判断相对困难，因此临床应用较少。

三、荧光原位杂交（FISH）技术

（一）技术原理

FISH技术的基本原理是采用荧光素标记核酸探针，与组织或细胞中的核酸进行杂交，形成靶DNA/RNA与核酸探针的杂交体，直接在荧光显微镜下观察结果；也可采用生物素、地高辛等标记的寡聚核苷酸探针与核酸进行杂交，再通过免疫荧光系统间接检测，最后均实现对待测核酸的定性、定位和定量分析。FISH临床检测中主要采用荧光素直接标记的探针，探针类型有单色探针、双色或多色探针，单探针主要用于检测单基因扩增，因其缺乏对相应染色体状态的了解，临床应用较少；双探针包括待测基因/相应染色体中心粒探针、分离探针和融合探针，分别检测待测基因或染色体的拷贝数改变（增加或缺失）、基因重排和基因融合；多色探针即用多种（如urovysion四色探针）不同荧光素标记探针，可同时检测多个基因或染色体拷贝数改变。

（二）方法及操作流程

实验流程与CISH类似，但由于FISH所用探针为荧光素标记，操作时应注意避光，杂交在最佳杂交条件下（变性温度范围通常为72~95 ℃，杂交温度范围通常为37~42 ℃，杂交时间通常为16~18 h，快速杂交也可缩短至2 h）进行，洗涤完成后在切片上滴加DAPI（4，6-二咪基-2-联苯基吲哚）复染剂并封片；FISH结果判读需在荧光显微镜下进行，切片需于-20 ℃避光保存。FISH简要操作流程见图1所示。

（三）技术优势及局限性

1. FISH技术优势

（1）方法成熟，敏感性高，探针标记后稳定性高，重复性好，普及性较广。

（2）操作简便，实验周期短，结果易于观察分析，信号明亮清晰。

（3）对样本量要求低，且可与组织形态对比分析，观察结果直观有效。

（4）在同一标本上，利用不同颜色荧光基团标记探针可同时检测几种不同基因/染色体异常。

（5）样本来源广泛，石蜡包埋组织、脱落细胞、血液、骨髓、尿沉渣等样本均可进行检测。

2. FISH技术局限性

（1）仪器设备相对要求较高，需配备荧光显微镜，最好能配备荧光扫描系统，以进行信号观察和分析，并长期保存检测结果。

（2）大多情况下需避光操作，结果在荧光显微镜下观察，阅片者需具有专业经验。

（3）荧光显微镜下观察计数细胞核数量有限，存在一定主观性，尤其是位于临界值附近的病例。

（4）由于探针设计的局限性以及基因重排方式的多样性，部分基因重排可能出现假阳性和假阴性。另外，FISH检测融合基因仅检测特定的融合形式，且融合信号判断有时较为困难，融合探针的临床应用相对较少。

四、RNAscope原位杂交技术

（一）技术原理

RNAscope使用双Z型专利探针设计：一个标准探针一般由20对双Z探针组成，靶向长度约为1000个碱基区域。每对双Z探针的底侧需串联且同时与靶序列互补结合，探针顶侧碱基则与初级放大系统（pre-amplifer）互补结合（单个Z探针结合靶序列属不稳定的非特异性杂交，将在清洗步骤中除去，双Z型探针设计可极大降低背景噪音），后者再经二、三级级联放大系统（amplifer、labeled probe），通过labeled probe上的酶催化底物，进行杂交结果显色。

（二）方法及操作流程

RNAscope可应用于常规石蜡组织、冰冻组织及细胞涂片，以石蜡样本为例主要实验流程包括：组织切片脱蜡水化；过氧化氢常温封闭；98~102 ℃修复液修复，酶消化；加入靶探针杂交；随后进行杂交信号的三级级联放大，最终根据结合物的显色方式不同（如DAB显色或荧光显色），切片经复染后，结果分别于光学显微镜或荧光显微镜下观察。RNAscope简要操作流程见图1所示。

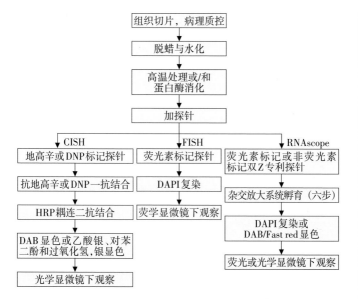

图1 不同原位杂交（CISH、FISH、RNAscope）检测的简要操作流程

注：CISH：chromogenic in situ hybridization（显色原位杂交）；FISH：fluorescence in situ hybridization（荧光原位杂交）；DNP：2，4-Dinitro-phenol（2，4-二硝基苯酚）；HRP：horseradish peroxidase（辣根过氧化物酶）；DAB：3，3-Diaminobenzidine（3，3-二氨基联苯胺）；DA-PI：4，6-diamidino-2-phenylindole（4，6-二咪基-2-联苯基吲哚）。

（三）技术优势及局限性

1. 技术优势

（1）RNAscope克服了传统原位杂交信噪比问题，灵敏度高，可检测单拷贝RNA分子。

（2）特异性强，双Z专利探针设计确保了靶向特异性结合，可抑制非特异性杂交信号扩增。

（3）在原位进行可视化评分，以区分不同靶标的转录本差异，实现单细胞水平定量。

（4）通用性强，几乎适于所有组织类型中的所有基因。

（5）操作流程标准化，检测结果稳定可靠，可手工或于全自动染色机上完成。

2. 技术局限性

（1）由于RNAscope属RNA原位杂交，故对组织切片内RNA的耐受性有一定要求。

（2）消化对检测结果影响较大，对消化程度的掌握要求较高。

五、ISH操作关键步骤和注意事项

（一）病理质控

所有标本均需常规HE染色，由病理医生评估样本中瘤细胞含量，一般要求每张切片肿瘤细胞数≥50个；如低于上述标准，应在报告中加以备注（例如说明该检测结果存在假阴性可能）。用于ISH的切片需使用专用防脱载玻片，以防止组织脱片。

（二）消化酶的浓度和时间

常用的蛋白酶有胃蛋白酶和蛋白酶K，如果是伴随诊断，应严格按照试剂盒说明书进行；若是用于辅助诊断的检测，各实验室需建立不同项目的酶消化条件（如消化酶的浓度和消化时间），方法建立后不宜随意更改。消化酶一般需现用现配，使用时间小于24 h。酶消化不足会造成蛋白去除不彻底而降低组织通透性，影响杂交效率和信号强度；而消化过度则会致细胞形态改变，信号丢失，也将导致结果偏差。

（三）杂交时间

杂交是探针与组织或细胞中变性的核酸进行结合的过程，是原位杂交中很重要的一步，对于目前大多数采用的手工操作，探针加样后加盖玻片时注意不要留有气泡，并建议要在盖玻片四周用橡胶水泥密封，避免因干片导致无杂交信号或杂交率降低；按照大多数探针及试剂盒的实验流程，杂交反应时间一般为14~18 h，杂交时间短可能会导致杂交不完全，时间过长会增加非特异性结合；目前也有快速杂交的探索性研究，并显示出良好的预期结果。FISH实验过程中需注意避光操作。

（四）结果判断

ISH检测和结果判断中应注意质量控制、判读标准和疑难病例的判断：① ISH检测应设置阳性和阴性对照，用于监测分析前和分析中的因素，包括组织处理、实验条件、试剂和探针及实验方案的正确性等。在光学显微镜或荧光显微镜下判读结果时，应先确认阳性和阴性对照呈现预期状态。②检测信号的质量控制，待测标本需可见亮度/强度适宜的信号、低背景、无意外杂质，以及细胞形态完好。③判读标准：需根据信号特征准确计数，包括待测基因及相应着丝粒的信号数量；判读时应根据不同检测指标的判读标准进行严格判读；不同探针类型的阈值确定可参照行业指南/专家共识、探针试剂说明书或实验室自建标准等。④疑难或可疑病例的判断：处于临界值附近的病例、信号不典型或特殊的病例、与临床或其他检测不符合的病例，应由另一位有资质的病理医生进行复核，必要时需用其他方法进行验证，同时须结合临床病史、组织学诊断和其他检测结果综合评估。

（五）其他注意事项

RNAscope是不同于前述CISH和FISH检测、主要针对RNA靶序列的检测技术，其有独特的杂交信号显色和放大系统，强调应按照厂家提供的说明书建立本实验室检测条件，包括针对不同类型样本的消化、加热修复、复染等。结果判读同样可以参照厂家或专家共识或自建判读标准。

六、临床应用

应用FISH或CISH可检测肿瘤中特征性染色体易位（基因重排/融合）、扩增或缺失，在多种肿瘤诊断和鉴别诊断、靶向治疗获益人群的筛选、预后预测中具有重要价值，已广泛应用于肿瘤精准诊治。因FISH检测敏感性高、探针类型多，临床应用中大多采用FISH检测；而CISH在EB病毒感染小RNA EBER和HPV感染及其亚型检测中具有敏感性、特异性好的优势，在临床诊治中普遍开展；RNAscope技术可敏感、特异地检测mRNA表达状态，尤其在检测和定位分泌性蛋白mRNA表达中具有优势，在某些肿瘤的诊断和分型中具有临床应用价值。ISH在不同肿瘤中的应用及代表性分子标志物简述如下。

（一）在肿瘤诊断和鉴别诊断中的应用

1.白血病

慢性粒细胞白血病中BCR-ABL融合基因、急性粒细胞白血病 M3 型中 PML-RARA 融合基因、M4 型中 CBFB-MYH11 融合基因、和 M2b 型中 AML1-ETO 融合基因、儿童 B 型急性淋巴细胞白血病中 TEL-AML1 融合基因等具有高频发生率，ISH 检测这些基因变异具有诊断和分型的价值。

2.淋巴瘤

Burkitt 淋巴瘤中 MYC 基因相关易位，双打击/三打击淋巴瘤中 MYC、BCL2、BCL6 基因相关易位，套细胞淋巴瘤中 IGH/CCND1 基因融合、黏膜相关淋巴组织结外边缘区淋巴瘤中 MALT1 基因相关易位，伴有 IRF4 易位的大 B 细胞淋巴瘤（IRF4 基因相关易位），间变性大细胞淋巴瘤（ALK、DUSP22、TP63 基因相关易位）常采用 ISH 进行相应的基因检测，以辅助诊断及分子分型。

3.软组织肿瘤

FISH 常用于软组织肿瘤的辅助诊断和分型，例如脂肪源性肿瘤中 MDM2 基因扩增提示为不典型性脂肪瘤样肿瘤/高分化/去分化脂肪肉瘤的诊断；滑膜肉瘤中 SS18 基因重排、尤文肉瘤中 EWSR1 基因重排、结节性筋膜炎中 USP6 基因重排、黏液性脂肪肉瘤中 DDIT3 基因重排、腺泡状横纹肌肉瘤中FOXO1A基因重排、腺泡状软组织肉瘤中TFE3基因重排及炎性肌纤维母细胞瘤中ALK基因重排具有辅助诊断价值；另外，FUS、CIC、NR4A3、NCOA2、BCOR基因易位可用于鉴别一些少见的软组织肿瘤类型。

4.脑肿瘤

染色体1p/19q的共缺失是少突胶质细胞瘤的关键变异；BRAF基因易位提示罕见毛细胞型星形细胞瘤；CD-KN2A/B纯合性缺失是升级为"星形细胞瘤，IDH突变，WHO 4级"的指标之一，即使组织学形态缺乏坏死及微血管增生；EGFR扩增和+7/−10染色体拷贝数改变是升级为"胶质母细胞瘤，IDH野生型，WHO 4级"的重要指标；CDKN2A/B纯合性缺失也是升级为"WHO 3级脑膜瘤"的重要指标之一。上述染色体或基因拷贝数的改变可用FISH技术进行检测。

5.涎腺肿瘤及乳腺癌少见类型

黏液表皮样癌中MAML2基因重排（主要为CRTC1-MAML2融合）、腺样囊性癌中MYB基因相关重排（主要为MYB-NFIB融合），以及分泌性癌中ETV6基因相关重排（主要为ETV6-NTRK3融合）发生率较高，具有重要的辅助诊断价值。

6.间皮瘤的良恶性鉴别诊断

用FISH检测CDKN2A的杂合性/纯合性缺失，可用于间皮瘤良恶性诊断和鉴别诊断。

7.恶性黑色素瘤

采用四色和三色FISH探针，可分别检测恶性黑色素瘤中常见的基因异常RREB1/CCND1/MYB/CEP6及9p21/CEP9/MYC，对组织形态学不典型的黑色素细胞的增生性病变来说，具有辅助诊断价值。

8.子宫内膜间质肿瘤

低级别子宫内膜间质肉瘤中常见JAZF1等基因相关重排，高级别子宫内膜间质肉瘤中可伴有YWHAE、BCOR等基因相关重排，可用于诊断和鉴别诊断。

9.肾细胞癌

VHL缺失及TFE3/TFEB基因相关易位FISH检测有助于诊断透明细胞性及少见特殊类型肾细胞癌。

10.RNAscope技术的主要应用

（1）肝细胞肝癌/胆管细胞癌：白蛋白（Albumin，ALB）是肝细胞合成分泌的一种蛋白（肝细胞的特有蛋白），在肝细胞肝癌和肝内胆管细胞癌中ALB mRNA的阳性率为97%~100%，在肝内胆管癌中的阳性率为45%~99%，肝样腺癌中阳性率为42%，而其他非肝细胞肝癌和非肝内胆管细胞癌中几乎不表达，依据以上特征可有效帮助判断肝内占位及肝外转移癌细胞是否为肝细胞来源。使用RNAscope法检测ALB mRNA表达，可鉴别诊断原发性肝癌和继发性肝癌（已获FDA注册认证，ASR）。

（2）肺腺癌与肺鳞癌：Napsin A和TTF1在肺腺癌与肺鳞癌以及原发性肺腺癌与转移瘤的鉴别诊断中起关键作用。由于20%~25%原发性肺腺癌内以免疫组化法检测不到Napsin A和TTF-1蛋白表达，采用更敏感的RNAscope检测可帮助检测Napsin A及TTF-1 mRNA表达（已获FDA注册认证，ASR）。

（3）淋巴瘤：部分B细胞淋巴瘤表达低水平 κ/λRNA和蛋白。使用RNAscope检测B细胞 κ/λ mRNA在国际上已有多篇文章发表且得到业界认可。CXCL13是一种细胞趋化因子，是血管免疫母细胞性T细胞淋巴瘤（AITL）的有效分子标志物。T细胞淋巴瘤肿瘤细胞内出现CXCL13阳性，提示该类肿瘤细胞来源于TFH亚型T细胞，因此，CXCL13检测可帮助从其他类型T细胞淋巴瘤以及良性淋巴组织增生中鉴别 AITL 淋巴瘤。由于 CXCL13 属于分泌型细胞趋化因子，一旦合成，这类蛋白趋化因子会释放到细胞外，故很难通过免疫组化定位 CXCL13 分泌细胞，而 RNAscope 技术检测 CXCL13 mRNA 表达在 AITL 的鉴别诊断中具有临床应用价值。

（二）在肿瘤精准靶向治疗中的应用

（1）乳腺癌、胃癌、结直肠癌、尿路上皮癌等肿瘤中 HER2 基因扩增：上述恶性肿瘤中 HER2 基因扩增是抗 HER2 单抗治疗的潜在获益者，可用 FISH 或 CISH 检测，目前 FISH 被认为是 HER2 基因状态检测的金标准。

（2）非小细胞肺癌中 ALK、ROS1 和 RET 基因重排及 MET 基因扩增：非小细胞肺癌中上述基因异常是从相应的靶向药治疗方案中获益的目标人群，这些基因变异均可通过 FISH 或 CISH 进行检测。目前，由于肺癌中多基因变异的检测需求日益增多，通常采用 NGS 或多基因荧光定量 PCR 方法，FISH 法较适于单基因或少数基因变异的检测或用于其他方法的验证。

（3）泛肿瘤中 NTRK 基因重排的检测：基于 NTRK 靶向抑制剂对于 NTRK 融合的晚期实体肿瘤具有很好治疗的效果，FISH 是实体肿瘤尤其是婴幼儿纤维肉瘤、乳腺分泌性癌等高频发生肿瘤中NTRK1/2/3基因融合检测的重要手段之一。

（三）在肿瘤预后预测和复发监测中的应用

1.慢性淋巴细胞白血病/小细胞淋巴瘤（CLL/SLL）

含有12号染色体三体和13q、17p、11q缺失的CLL患者，提示其可能复发；存在TP53、ATM、D13S319基因缺失或CEP12三体的患者，其疾病进展较快、治疗效果不佳及临床预后差（生存期短）。在难治性/复发性CLL患者相关临床试验结果表明，伴有17p缺失的患者，可能会获益于Venetoclax（BCL-2抑制剂）治疗。可采用TP53、ATM、D13S319和CEP12的四色组合探针进行上述基因状态的FISH检测。

2.急性粒细胞白血病M3患者

如有PML-RARA基因融合，则全反式维甲酸治疗后其预后较好，而伴有PL2F-RARA基因融合者，其预后较差且需要选择其他治疗方案。

3.骨髓瘤患者

lq21扩增、13q14缺失、TP53基因缺失及IgH易位是骨髓瘤中常见的异常，上述染色体或基因异常是骨髓瘤的预后不良因子，可通过FISH进行检测。

4.尿路上皮癌

尿液脱落细胞中CEP3/7/17多体或9p21缺失者，对尿路上皮癌诊断、术后病情监测复发或卡介苗治疗的疗效预测，具有重要的参考价值。常常采用包含CEP3、CEP7、CEP17及9p21四个位点的探针（如Urovysion）进行FISH检测。

5.神经母细胞瘤

MYCN扩增作为神经母细胞瘤患者预后指标，并有助于治疗方案的选择，可用FISH检测该肿瘤中是否MYCN扩增。

（四）在肿瘤相关病毒感染检测中的应用

1.肿瘤组织中EB病毒（Epstein-Barr virus，EBV）感染

CISH是目前检测组织中是否存在EB病毒感染的推荐方法，因其敏感性高所以可检出EB病毒编码的小mRNA（EBER），并且可在全自动免疫组化仪上完成。CISH检测EBER可用于EB病毒相关疾病的辅助诊断和鉴别诊断，如鼻咽癌、Burkitt淋巴瘤、Hodgkin淋巴瘤及血管免疫母细胞性淋巴瘤等。

2.肿瘤组织中人乳头瘤病毒（human papillomavirus，

HPV）感染

CISH 可用于检测 HPV 的 DNA 并确定具体的感染亚型。尽管免疫组化对 p16 检测敏感性较高，但 CISH 检测具有更高的特异性，已有国家药品监督管理局批准的 HPV 原位杂交检测试剂盒用于直接检测 HPV 感染。另外，因 E6/E7 是 HPV 转录活化引发细胞癌变的主要分子机制，所以可采用 RNAscope 技术直接检测宫颈病变及头颈肿瘤中不同亚型及多个亚型混合的 HPV E6/E7 mRNA。HPV 分型，尤其是 HPV16、18 高危亚型，主要应用于评估宫颈上皮内瘤变（CIN）进展风险（感染者具有较高风险）及确定头颈部鳞癌中 HPV 感染，用于评估疾病预后、鉴别转移性鳞癌的起源，以及作为制定治疗策略的重要参考指标之一。

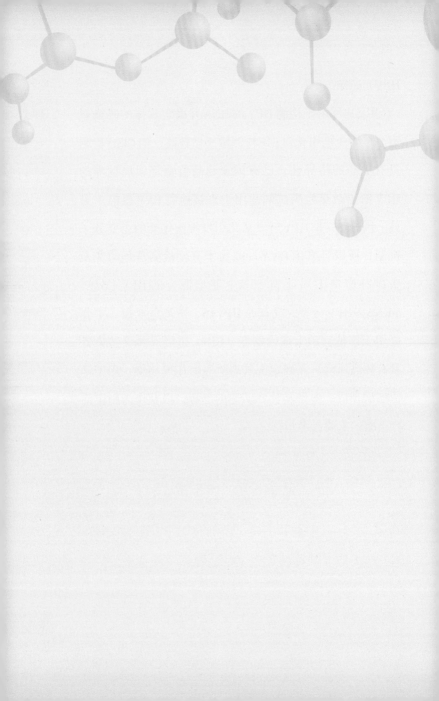

第三章

实时荧光定量PCR和数字PCR技术

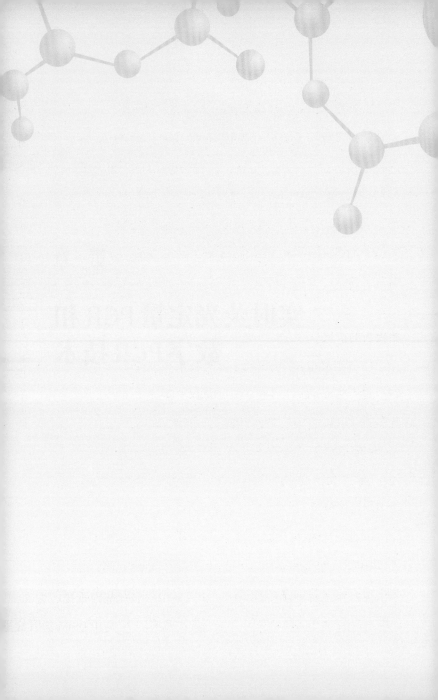

一、PCR技术概述

PCR技术是模仿细胞内DNA半保留复制机制，在体外通过酶促反应合成扩增特定核酸片段的一种方法。反应体系包括DNA模板、引物、dNTPs和适当缓冲液；缓冲液一般包含Mg^{2+}、K^+，有些缓冲液还会加入明胶或血清白蛋白及去污剂，对Taq DNA聚合酶起稳定作用。DNA聚合酶以dNTP为原料，按照碱基互补配对原则，沿着引物持续合成一条与模板DNA序列互补的新链，通过"模板变性—退火—引物延伸"过程循环，完成对初始模板的扩增。

1985年Mullis发明了PCR扩增技术并申请了PCR专利，同年在*Science*上发表了第一篇PCR学术论文，并因此获得1993年诺贝尔化学奖。1989年，Hoffmann-La Roche在PCR扩增中加入荧光DNA结合染料（溴化乙锭），通过凝胶电泳进行分析确定目标物，实现了基因检测的定性分析。

20世纪90年代，Krohn首次报道实时荧光定量PCR（Quantitative real-time PCR，qPCR）技术，通过实时检测扩增产物对目的基因进行相对定量。qPCR技术凭借灵敏度高、特异性强、重复性好、操作简便，成为核酸定量检测的主流技术并一直沿用至今，用于各类病原体核酸、肿瘤基因变异的检测。

为了解决 qPCR 大体积反应体系存在较多背景干扰、无法绝对定量结果的弊端，20 世纪末，Vogelstein 等提出数字 PCR（digital PCR，dPCR）概念，实现对目的基因的绝对定量，也被称为第三代 PCR。

同时，在普通 PCR 的基础上又延伸出了各种技术，如递减 PCR（touchdown PCR）、逆转录 PCR（reverse transcription PCR）、热启动 PCR（hotstart PCR）、反向 PCR（inverse PCR）、兼并引物 PCR（degenerate primer PCR）、巢式 PCR（nested PCR）、多重 PCR（multiplex PCR）、锚定 PCR（anchored PCR）、复原条件 PCR（re-conditioning PCR）、COLD-PCR（co-amplification at lower denaturation temperature PCR）等。

二、实时荧光定量 PCR 技术

荧光定量 PCR 技术，也称为 qPCR 技术，通过在反应体系中加入能够指示反应进程的荧光基团，通过荧光信号的强度来监测扩增产物的积累，通过荧光曲线来判断结果，并可以借助 CT 值和标准曲线来定量。qPCR 技术由于灵敏度高、操作简单、污染概率低、可以进行定性定量检测等诸多优势，已成为临床应用最为广泛的主流技术。

（一）qPCR基本原理

普通PCR需要一头一尾两条引物，而qPCR反应体系中，除了有一对常规引物外，还设计了另一条可以和待扩增模板部分互补的探针引物，当特异性扩增发生时，三条引物同时结合于模板链上，扩增引物延伸时，探针引物会在PCR过程中被DNA聚合酶的5'-3'活性作用切断，从而荧光信号得以释放，在反应的每个循环实时收集荧光信号，荧光信号强弱与PCR产物数量成正比关系，待反应结束时，由相应的软件自动计算出DNA的拷贝数。qPCR类型根据标记方法不同，又可分为TaqMan荧光水解探针法、分子信标杂交探针法和荧光染料嵌合法。

1.TaqMan荧光探针法原理

Taqman探针是最为常用的一种水解探针，在探针的5'端存在一个荧光基团，通常标记为FAM，探针本身则为一段与目的基因互补的序列，在探针的3'端有一个荧光猝灭基团，根据荧光共振能量转移原理，当荧光报告基团和荧光猝灭基团激发光谱重叠且距离很近时

（7~10 nm），报告基团发射的荧光信号被淬灭基团吸收。PCR反应开始，探针游离于体系中完整存在，报告荧光基团并不会发出荧光。当退火时，引物和探针结合于模板，在延伸阶段，聚合酶不断合成新链，由于DNA聚合酶具有5'-3'核酸外切酶活性，到达探针位置时，DNA聚合酶将探针从模板上水解下来，报告荧光基团和淬灭荧光基团分开，释放荧光信号。即每扩增一条DNA链，就有一个荧光分子形成，实现了荧光信号的累积与PCR产物同步。CT值表示每个PCR反应管内荧光信号到达设定的阈值时所经历的循环数。各模板的CT值与该模板的起始拷贝数的对数存在线性关系，起始拷贝数越多，CT值越小，反之亦然。利用已知起始拷贝数的标准品可作出标准曲线，其中横坐标代表CT值，纵坐标代表起始拷贝数的对数。因此，只要获得未知样品的CT值，即可从标准曲线上计算出该样品的起始拷贝数，达到定量检测的目的。

基于TaqMan荧光探针法并结合扩增阻滞突变系统（Amplification Refractory Mutation System，ARMS）技术发展出ARMS-荧光PCR法，是目前实验室常用的基因突变定性检测方法。其核心技术原理是在荧光PCR反应体系中，根据待检突变基因的特定序列设计特异性引物，通过ARMS引物识别特定突变型基因。在PCR反应体系开始扩增时，只有当特异性ARMS引物的3'末端碱基与待检的突变型基因互补时，才能顺利进行延伸反应，随后Taq DNA聚合酶利用其5'-3'外切酶活性水解荧光探针，发出荧光信号；当模板为野生型序列时，特异性ARMS引物的3'末端碱基无法与模板完全互补，导致延伸受阻，故无法顺利实现引物延伸，进而无法发出荧光信号。通过扩增反应的Ct值、ΔCt值即可判定突变型检测结果。若将多条ARMS引物经精细优化并入同一反应体系中，可实现一孔检测多种突变型，从而大大提高ARMS-荧光PCR在基因突变检测中的效率。

2. SYBR Green荧光染料法原理

在PCR反应体系中，加入过量SYBR荧光染料，SYBR荧光染料可以非特异性地掺入DNA双链，之后发射荧光信号，而未掺入DNA双链中的SYBR染料分子不会发射任何荧光信号，从而保证荧光信号的增加与PCR产物的增加完全同步。SYBR仅与双链DNA进行结合，可以通过溶解曲线，确定PCR反应是否特异，但是SYBR Green无模板特异性，因此会引起假阳性而影响定量的精确性。由于需要溶解曲线法判定结果，故不适合多重 qPCR 检测。

3.分子信标法原理

分子信标是一种寡核苷酸探针自身在 5'和 3'和末端形成一个 5~7 个碱基的茎环双标"发夹样"结构，茎环两端的核酸序列互补配对，导致荧光基团与淬灭基团紧紧靠近，不会产生荧光。PCR 产物生成退火过程中，分子信标中间部分与特定 DNA 序列配对，荧光基团与淬灭基团分离产生荧光。

（二）qPCR 方法及操作流程

1.样本准备

检测标本优先使用肿瘤组织石蜡标本：主要包括手术、纤维支气管镜下活检、CT 引导下肺穿刺、胸腔镜、淋巴结穿刺活检等方法获取的标本。检测前需对肿瘤细胞比例进行评估，满足检测要求后方可进行检测。对于手术标本，优先选取肿瘤细胞比例较高的标本进行基因检测。若肿瘤细胞比例较低，则可通过富集，以保证检测结果的准确可靠。细胞学标本：包括胸腔积液、经皮穿刺活检、支气管内超声引导细针穿刺活检（EBUS FNA）、痰、灌洗液等，需制作成石蜡包埋标本，进行肿瘤细胞比例评估，满足检测要求后可进行检测。对于少数客观上不能获得组织或细胞学标本的晚期肺癌患者，推荐血液检测。晚期肿瘤患者的血液中存在循环游离肿瘤DNA（ctDNA），其血浆中ctDNA有更高的检出率。可用含有游离DNA保护剂及防细胞裂解保护剂的专用常温采血管或用常规EDTA抗凝管（严禁使用肝素抗凝管）采集全血并进一步分离血浆。对于部分晚期发生脑膜转移的NSCLC患者，脑脊液对颅内肿瘤的ctDNA具有富集作用，可通过腰椎穿刺获取脑脊液进行相关基因检测。与肿瘤组织相比，血液和脑脊液中的ctDNA含量很低，其基因检测具有较高的特异度，但灵敏度较差。

2.试剂准备

PCR试剂保存于−20 ℃，避免反复冻融，使用时需完全融化，试剂混匀、分装等需在超净工作台或生物安全柜进行，以免潜在核酸污染。试剂盒中阳性质控品应转移至样本制备区储存。

3.DNA/ RNA的提取

以DNA为检测材料时，可直接对抽提的DNA模板进行qPCR，而当以RNA为检测材料时，需把RNA反转录成cDNA后再进行qPCR检测。

4.样本制备

为避免交叉污染，样本制备应在生物安全柜中操作，核酸提取应采用专用的、经过验证的方法或试剂盒。实验中使用的耗材和水均应无 DNase 和 RNase。每批次设立阳性对照、阴性对照及空白对照。

5.核酸扩增

上机检测前确保反应管盖盖紧并瞬时离心，严密监测 PCR 扩增仪的各项性能指标。

6.结果判读

根据试剂盒说明书进行结果判定。基于 qPCR 技术特点，一般通过待检样本中的内参基因 Ct 值来评价样本质量；通过 Ct 值、ΔCt 值与 cut-off 的对比来判定。

7.结果判读常见问题

（1）无 Ct 值出现：无模板或模板量不足，同时考虑杂质的抑制及试剂反复冻融等。

（2）Ct 值出现过晚（大于38）：各种反应成分的降解或加样量的不足。

（3）标准曲线线性相关性不佳：加样误差、标准品出现降解等。

（4）阴性对照有信号：模板有基因组的污染。

（5）扩增效率低：反应试剂中部分成分特别是荧光染料或荧光探针降解或反应抑制。

（6）扩增曲线的异常：模板的浓度太高或荧光染料的降解。

（7）读取阈值相关的分析数据时，不能随意改变阈值的设置。只有分析不同样本，或相同样本不同靶基因时，才能调整阈值。

（8）设置阈值线时，要在扩增曲线的指数扩增区域内设置，不能在起始阶段，也不能在荧光背景（基线）区域。

（9）每次改变阈值时，要查看标准曲线的斜率和 R 的平方有没有改善。没有使用标准曲线时，也可以计算 3 个复孔（相同条件扩增的样本）的标准差。好的阈值应该要改善 Ct 值的表现。

（三）qPCR 技术优势及局限性

1.qPCR 技术优势

qPCR 技术适用于对通量要求不高的实验室进行突变检测，特别是体细胞突变，其操作简单，时间快速，灵敏度高，可检测低至 1% 的突变，实验过程只有一次开盖操作，最大限度防止污染，仪器成本较低。

2.qPCR技术局限性

qPCR技术由于通量较低，单次运行检测突变数量有限，当反应体系中有PCR抑制物时，或存在背景值时，检测结果易受干扰。ARMS-PCR不适用于检测位点附近GC含量过高或过低的SNP的分型。qPCR不能检测未知突变，尤其是对于拷贝数极低的目标分子可能出现假阴性结果。

三、数字PCR技术基本原理

（一）数字PCR技术基本原理

数字PCR（DigitalPCR，dPCR）技术与qPCR一样，使用热稳定的DNA聚合酶扩增靶DNA，实现对单个核酸分子目标序列定量和定性检测，但是dPCR对引物特异性要求更高。数字PCR的关键是稀释模板，通过将一个样本分成几十到几万份，分配到不同的反应单元，每个单元包含0个或1个（至多数个拷贝）目标分子，在每个反应单元中分别对目标分子进行PCR扩增，不同于qPCR的实时收集信号，dPCR在扩增结束后对每个反应单元的荧光信号进行采集，根据荧光信号及泊松分布原理对单个分子实现绝对定量。根据反应单元形成方式不同，dPCR主要可分为微滴式数字PCR和微流控芯片数字PCR等。微滴式数字PCR（droplet-based digital PCR，ddPCR）是利用油包水微滴生成技术对样品进行微滴化处理，将含有核酸分子的反应体系分成成千上万个纳升级的微滴，其中每个微滴或不含待检核酸靶分子，或者含有一个至数个待检核酸靶分子。微流控芯片数字PCR（microfluidic digital PCR，mdPCR）是基于微流控技术，对DNA模板进行分液，微流控技术能实现样品纳升级或更小液滴的生成，但液滴需要特殊吸附方式再与PCR反应体系结合。数字PCR采用直接计数的方法进行定量分析，即在PCR扩增结束后有荧光信号的反应单元记为1，无荧光信号记为0，有荧光信号的单元说明至少含有一个拷贝的目标分子。在目标DNA浓度极低的情况下，理论上可以认为有荧光的单元数目就等于DNA分子的拷贝数，但通常情况下，数字PCR的反应单元中可能会包含两个甚至以上的目标分子，因此需要采用泊松概率分布公式来进行计算：根据泊松分布的原理，目标分子的拷贝数可以通过公式 $C=-\ln[(N-F)/N]\times M$ 计算，从而解决了多个目标分子存在于单个液滴中的可能性。

（二）dPCR技术方法及操作流程

1.样本制备

dPCR方法与所有基因组分析一样，必须获得核酸样品。对于基因分型应用，需要从目标组织或样品中纯化基因组DNA（gDNA）样品。为了进行基因表达分析，需要分离目标mRNA并通过逆转录酶将其转化为cDNA。

2.反应单元生成

首先将反应体系分区为数万个纳升反应，每个分区中有1个或0个目标DNA分子。分区的方法可以是将反应体系分为上万个单个微孔，或者以"油包水"形式产生几万个纳升的反应微滴。

3.PCR扩增反应

反应体系生成后，使用常规PCR循环参数扩增微分区中的模板DNA。当DNA聚合酶在循环的延伸/延伸部分从正向引物延伸时，其核酸外切酶活性会使探针降解，从而释放5'荧光团，进而释放出可检测的荧光。如果测定插入染料而不是水解探针，则荧光会随着双链PCR扩增子的积累而增加。

4.数据读取

数字PCR反应体系与qPCR测定相同，但dPCR不能実时读取单个循环扩增荧光信号，而是采用终点检测法在反应结束时收集每个反应单元的荧光信号。PCR循环完成后，任何包含1个模板或目标DNA序列的分区都将发出荧光。缺少目标DNA的任何液滴或孔都不会发出荧光。带有荧光的液滴或孔的总数代表样品中目标分子的总数。从统计学上讲，某些分区有机会具有多于1个的目标DNA，可以通过应用泊松分布函数最终确定样品中目标分子的总数来进行校正。

5.dPCR结果判读常见问题

（1）结果出现非特异性扩增：引物和/或探针特异性不佳、核酸交叉污染。

（2）荧光本底高：荧光粉尘颗粒引入。

（3）结果假阳性：判定阈值不合适。

（三）dPCR技术优势及局限性

1.dPCR技术优势

（1）dPCR检测操作流程相对简单，结果直观，易于读取数据。

（2）dPCR采用终点检测，在进行结果判读时根据有或无两种扩增状态直接计数目标分子数，不依赖Ct值的判定，因此dPCR的反应不受扩增效率的影响，具有很高的准确度和重现性。

（3）dPCR 反应对抑制物的耐受能力高，不易被 PCR 反应抑制剂干扰，具备高灵敏度、高特异性，灵敏度可达 0.1%。

（4）dPCR 可以直接计算目标序列的拷贝数，无需标准品和标准曲线，可实现真正意义的绝对定量。

（5）dPCR 实验中反应体系的分配标准，可以大大降低与目标序列有竞争性作用的背景序列浓度，特别适合在复杂背景中检测稀有突变和痕量突变，尤其适用于循环肿瘤 DNA 检测。

（6）dPCR 平台兼容性强，与 NGS 技术对接，不仅可以对 NGS 的测序结果进行验证，还能实现对测序文库的质量控制。

2.dPCR 技术局限性

数字 PCR 属于实验室自建检测方法，正式进入临床使用前，应进行全面的试剂性能确认。dPCR 实验对模板质量要求较高，模板量过大将导致无法定量，过少则定量准确度降低。数字 PCR 的灵敏度较高，操作过程极易受到外源污染，当存在非特异性扩增时会产生假阳性。因此做好实验室内部质量控制，建立规范标准的检测操作流程和结果评估分析体，是保证检测结果准确性和可靠性的前提。

四、qPCR和dPCR技术操作注意事项

（一）引物探针设计特异性

dPCR与qPCR检测原理相同，均可利用染料法和Taqman探针法检测荧光信号，所以针对dPCR引物探针特异性的设计要求基本相同。但dPCR引物和探针具有更高的特异性，因此在设计dPCR引物探针时需注意：扩增产物长度建议为60~120 bp；上下游引物退火温度相差<1 ℃；对于Taqman探针法，建议使用双淬灭探针，尤其是当dPCR检测背景过高，干扰样本检测的准确性。

（二）模板浓度和质量

qPCR与dPCR都是非常敏感的检测技术，少量模板即可完成扩增反应，模板浓度过高，带来的PCR抑制物浓度也高，不仅不会提高扩增效率反而会抑制扩增反应。dPCR检测下限明显低于qPCR，可以准确检测到单拷贝基因，更适合检测拷贝数极低的分子，所以，对于样本初始浓度高的模板必须将其稀释到要求范围内检测。提取的核酸应通过分光光度计/荧光计检测其浓度和纯度，避免使用过度降解的核酸（如OD260/OD280<1.5）。如进

行 RNA 相关实验时应加入 DNA 酶处理以防止 DNA 污染，另外注意防止 RNA 降解，操作尽量在冰盒上进行。

（三）引物探针浓度调整

当 dPCR 检测背景荧光信号过高时，会导致阳性信号与背景信号区分不开。如果是染料法可以考虑降低引物浓度来下调背景荧光信号。如果是 Taqman 探针法则可以考虑降低探针浓度下调背景信号或采用双淬灭探针降低背景信号。

（四）严格防范操作交叉污染

（1）样本处理应在生物安全柜内操作，加样过程中使用带滤芯的枪头，不同样本加样需更换枪头。

（2）操作过程中应防止外源核酸对试剂的污染，应先完成待检样本加样，再行阳性质控品操作，建议尽量使用弱阳性质控品，降低实验室污染风险。

（3）每批次实验均应设置阴性对照、阳性对照和空白对照。阳性对照可使用已知阳性的原始样本（质控从核酸提取到检测的整个过程），也可使用分装保存的阳性核酸样本（质控核酸检测过程，不含核酸提取过程），试剂含有的内参基因用于质控样本质量及加样过程。

（4）使用后的枪头应打入废物缸中，并在实验后及时处置；每次试验完成后应常规进行实验台及器具清洁消毒，以消除表面残留核酸，实验室定期使用核酸淬灭剂清除潜在气溶胶污染。

（5）不论使用何种PCR技术平台，核酸扩增产物的拷贝浓度极高，故应对各类分析后的PCR产物及时处置，尽可能避免核酸污染。

（五）报告内容规范解读

报告内容除基本信息外，还应包含检测方法、主要设备、检测结果并附相关图表、结果解释、检测局限性、必要的参考文献等。

基因检测报告单应用标准化基因命名和计量单位。定量检测应注明参考区间、检测方法的线性或测定范围；定性检测可直接写基因型（符合HGVS规范）、基因突变阳性或阴性、甲基化阳性或阴性等。

基因检测报告应结合肿瘤患者症状/体征、病史、其他实验室检查及治疗反应等情况综合解读。罕见基因突变对临床用药的指导，应结合临床个体化用药研究成果综合评价。

（六）PCR技术在临床应用时推荐考虑下列因素

（1）对患者个体化治疗的基因检测结果的使用应结

合其症状/体征、病史、其他实验室检查及治疗反应等情况综合考虑。

（2）阴性结果不能完全排除靶基因突变的存在，样本中肿瘤细胞过少、核酸过度降解或扩增反应体系中靶基因浓度低于检测限亦可造成阴性结果。

（3）肿瘤组织（细胞）可能存在较大异质性，不同部位取样可能会得到不同的检测结果。

（4）不合理的样本采集、转运及处理，以及不当的试验操作和实验环境均有可能导致假阴性或假阳性结果。

（5）明确该检测仅限于规定的样本类型及检测系统（包括适用机型、核酸分离/纯化试剂、检测方法等）。

（6）罕见突变基因检测结果阳性对临床用药的指导，应结合临床个体化用药研究成果综合进行评价。

（7）基因变异检测范围仅包括检测试剂声称的基因突变位点范围，不包括检测试剂盒声明之外的基因突变位点的检测。

五、荧光PCR和数字PCR技术的临床应用

（一）在肿瘤预防筛查中的应用

体细胞基因突变、启动子甲基化等异常状态与肿瘤

发生发展密切相关。PCR技术操作简便、灵敏度和准确性高、检测周期短，在高危人群筛查应用中有很大优势。

qPCR适于基因突变、甲基化等变异检测，用单一技术即可同时检测不同基因变异，如：采用qPCR法同时检测粪便中KRAS基因突变及BMP3、NDRG4基因甲基化，联合便隐血检测，筛查对肠镜依从性差的结直肠癌高风险人群；检测人外周血血浆中Septin9基因甲基化，可应用于结直肠癌筛查；检测人外周血SHOX2、RASSF1A、PTGER4基因的甲基化状态，可筛查疑似肺癌患者；检测宫颈脱落细胞ASTN1、DLX1、ITGA4、RXFP3、SOX17、ZNF671基因的甲基化状态，可帮助识别HPV初筛阳性人群是否需行进一步阴道镜检查。

病毒等微生物的检测对于阐释肿瘤的病因、病程、后续治疗及疗效评估是至关重要的。在微生物的检测（病毒、细菌、支原体等）方面，qPCR和dPCR技术利用其快速准确、灵敏度高的特点，对肿瘤样品中的病原微生物展开广泛的研究，如HPV相关癌症包括宫颈癌、外阴癌、肛门癌、阴道癌、阴茎癌、口腔癌和喉癌，最常与癌症相关的HPV毒株包括HPV 16和HPV 18；HBV

和HCV感染会增加患肝癌的风险；EB病毒和淋巴瘤、鼻咽癌和胃癌发生关系密切；HHV-8（也称为卡波西肉瘤疱疹病毒，KSHV）可引起卡波西肉瘤；人类免疫缺陷病毒（HIV）抗逆转录病毒治疗过程中病毒残留的监控；丙型肝炎病毒（HCV）的分子分型等。幽门螺杆菌HP的高危亚型和胃癌有关；结核分枝杆菌TB-DNA检测是临床中诊断肺结核常用方法之一。

（二）在肿瘤辅助诊断和分子分型中的应用

在临床诊疗中，采用qPCR的单基因或多基因联检技术可以提供分子水平的诊断证据，实现包括基因突变、融合、甲基化等多种变异类型检测。

检测SDC2单基因或SFRP2和SDC2双基因的甲基化状态，可用于肠镜检查患者的辅助诊断；检测血浆中RNF180及Septin9基因甲基化，可用于胃癌的辅助诊断；检测白血病相关融合基因如BCR-ABL1融合，可用于辅助白血病诊断与分子分型；应用PCR技术或联合测序技术检测IDH突变、MGMT启动子甲基化、EGFR扩增、EGFRvⅢ重排、PTEN基因突变、TP53基因突变、KIAA1549-BRAF融合、BRAF Val600Glu突变状态可用于脑胶质瘤的辅助诊断及分子分型；经FNAB仍不能确定良恶性的甲状腺结节，可检测穿刺标本的 BRAF 突变、RAS 突变、RET/PTC 重排、PAX8/PPAPγ 基因重排等用于甲状腺癌的辅助诊断及分子分型；检测 DNA 聚合酶（POLE）基因突变状态联合微卫星不稳定（MSI）、TP53 基因突变可用于子宫内膜癌的分子分型。

（三）在肿瘤精准靶向治疗中的应用

肿瘤个体化诊疗已经成为业内的共识，基因检测也已在临床实践中得到普及。qPCR 对于已知药物靶点的检测，已经从一次单基因单靶点发展到一次检测多个基因的多个靶点，如目前进入实验室的肺癌、肠癌多基因联合检测试剂盒，可以同时检测大于 10 个基因的几十个热点突变，既可以检测 DNA 水平的点突变、插入、缺失，也可以检测 RNA 水平的融合等。

1.非小细胞肺癌（NSCLC）

（1）可手术 Ⅰb-Ⅲ 期 NSCLC 分子检测：推荐术后非鳞癌 LC 常规行 EGFR 突变检测，指导辅助靶向治疗。

（2）不可手术 Ⅲ 期及 Ⅳ 期 NSCLC 分子检测：①用组织标本常规进行 EGFR 突变、ALK 融合、ROS1 融合、RET 融合以及 MET 14 外显子跳跃突变检测。②当无法获取肿瘤标本或标本量少、不能行基因检测时，可用外周血肿瘤 DNA（ctDNA）行 EGFR 突变检测。③EGFR TKIs 耐药者，建议再次活检行 EGFR T790M 检测。不能获取肿瘤组织标本患者，建议行 ctDNA EGFR T790M 检测。④其他驱动基因包 BRAF V600E 突变、KRAS 突变、ERBB2（HER2）扩增/突变、MET 扩增以及 NTRK 融合等基因变异可在肿瘤组织中行常规驱动基因检测时一并检测。若组织标本不可及，则可利用 ctDNA 进行检测（存在争议但推荐）。⑤对首诊/首次基因检测的晚期 LC，推荐使用多重 PCR 进行一次性多基因检测，可提供多种基因变异信息。

2.结直肠癌（CRC）

推荐对临床确诊为复发或转移性结直肠癌患者进行 RAS 和 BRAF 基因突变检测。RAS 基因突变分析应包括 KRAS 和 NRAS 中第 2 号外显子的第 12、13 位密码子，第 3 号外显子的第 59、61 位密码子，以及第 4 号外显子的第 117 和 146 位密码子。BRAF V600E 突变状态的评估应在 RAS 检测时同步进行。可考虑对所有结直肠癌患者进行 MSI 检测，用于 Lynch 综合征筛查、预后分层及指导免疫治疗。MLH1 缺失的 MMR 缺陷型肿瘤应进行 BRAF V600E 突变分析，以评估发生 Lynch 综合征的风险（存在 BRAF V600E 突变强烈提示散发性肿瘤，不存在 BRAF V600E 突变时无法排除发生 Lynch 综合征的风险）。

3.恶性黑色素瘤（MM）

推荐所有患者治疗前做基因检测，目前成熟的靶点是 BRAF、CKIT 和 NRAS。口腔黏膜恶黑最常见的基因突变为 KIT 基因突变（23.1%），其次为 NF1（7.1%）、RAS 家族（6.2%）及 BRAF 突变（3.1%）。基因扩增方面，CDK4 扩增在口腔黏膜恶黑中最为常见，约有 60% 拷贝数扩增。

4.胃肠间质瘤（GIST）

推荐首诊患者检测 KIT/PDGFRA 基因。KIT/PDG-FRA 基因检测突变的位点至少应包括 KIT 的第 9、11、13 和 17 号外显子以及 PDGFRA 基因的第 12 和 18 号外显子。对于继发耐药的患者，应增加检测 KIT 基因的 14 和 18 外显子。原发 KIT 基因外显子 11 突变可表现为多种突变类型。有条件的单位可开展 SDHx、BRAF、NF1、KRAS 和 PIK3CA 等基因突变检测，以及 ETV-NTRK3、FGFR1-HOOK3 和 FGFR1-TACC1 等融合基因的检测。

5.乳腺癌（BC）

对于 HR 阳性 HER2 阴性的绝经后乳腺癌患者，建议检测 PI3KCA 突变状态进一步指导治疗。PIK3CA 基因突变检测可为乳腺癌患者的合理用药提供参考依据。HER2 阳性晚期乳腺癌患者建议检测 HER2 突变状态以协助选择后线治疗药物。HR 阳性晚期乳腺癌患者主要以内分泌治疗和靶向治疗为主。对于 HR 阳性患者，需要关注内分泌治疗耐药相关基因突变，如 ESR1、CYP2D6、CyclinD-CDK4/6-INK-Rb 通路、PI3K/AKT/mTOR 通路等。

6.胆管癌（CCA）

推荐对于晚期不可切除或转移的胆管癌患者进行 FGFR2、IDH1/2、NTRK、BRAF V600E、HER2 等的基因检测。对于肝内胆管癌患者推荐做 FGFR2 和 IDH1/2 检测，明确患者 FGFR2 融合/重排、IDH1/2 突变等基因异常状态，有利于临床治疗策略的选择。

7.泛癌种

BRAF 基因突变存在于20多种肿瘤中，包括常见的肺癌、结直肠癌、黑色素瘤、脑癌、甲状腺癌和妇科癌症等。BRAF V600E 是最常见的 BRAF 类型之一，推荐实体瘤进行BRAF V600E检测。NTRK基因融合在45种实体瘤类型中存在，包括非小细胞肺癌，乳腺癌、结直肠癌、甲状腺癌等。其中，NTRK（包含NTRK1、NTRK2和NTRK3）在成人唾液腺癌、软组织肉瘤、甲状腺癌和儿童纤维肉瘤中的突变频率最高，其中亚洲患者NTRK融合的频率较高。因此推荐对晚期实体瘤患者进行NTRK基因融合检测。

8.液体活检中的应用

液体活检通过取样脑脊液、唾液、胸水、血液、腹水、尿液等对疾病进行诊断，能在一定程度上避免组织异质性对肿瘤分子分型的影响。目前，基于血液的液体活检主要检测血液中游离的循环肿瘤DNA（ctDNA）、循环肿瘤细胞（CTC）和外泌体（Exosome）。

在肿瘤患者治疗过程中，使用患者血液样本通过qPCR或dPCR技术持续动态监测关键生物指标的变化。如EGFR基因T790M突变、MET基因扩增、ALK基因突变是常见肺癌TKI靶向药物耐药机制。

9.化疗药物敏感性预测

化疗药物的毒副作用多与特定基因的多态性状态相关联。通过qPCR检测基因多态性或mRNA表达水平可用于化疗药物疗效预测，如：检测CYP2D6基因多态性可用于预测他莫昔芬疗效；UGT1A1基因多态性检测可识别使用伊立替康后可能发生严重消化道不良反应的患者；DPYD基因多态性与5-FU、卡培他滨、替加氟药物的毒性相关；TPMT基因多态性与MP药物的毒性相关等；检测ERCC1、RRM1基因的表达水平可分别用于预测铂类药物、吉西他滨的疗效。

（四）肿瘤患者预后评估

qPCR技术也可用于患者预后评估，如BRAF基因V600E突变与TERT基因启动子突变C228T、C250T的共存状态与甲状腺癌不良预后密切相关；脑胶质瘤患者中MGMT基因启动子甲基化程度越高，预后越差。复发是许多治疗成功的癌症患者面临的重大威胁，通过影像学或组织活检很难及时发现残留和复发病灶。ctDNA检测可比影像学检查早几周发现残留疾病，与ctDNA阴性组相比，ctDNA阳性患者复发的风险更高，表现出更差的结果（如较短的总生存期和无病生存期）。

基因测序技术

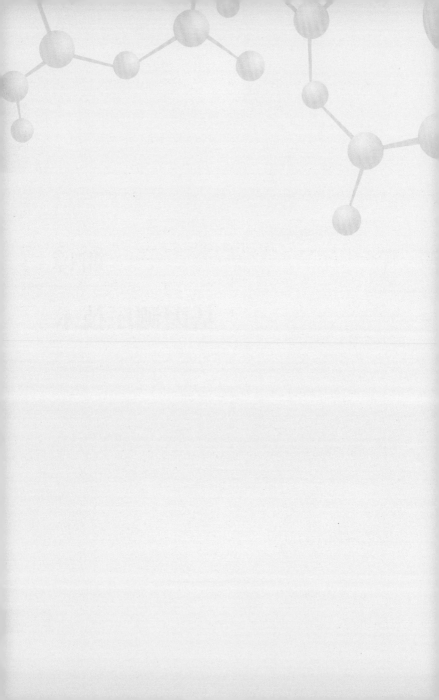

临床上，基因测序技术是指从生物样本中检测出基因序列并识别有临床意义的变异，指导临床精准诊疗的一项核酸检测技术。在肿瘤精准诊疗中发挥越来越重要的作用。基因测序技术自20世纪70年代出现以来，已发展出三代不同技术。第一代测序技术以双脱氧链终止法为代表，在基因组研究早期起了奠基作用；第二代测序技术以高通量并行测序为特征，临床应用最为广泛；第三代测序技术以单分子长读长测序为特征，目前主要用于科研领域。本指南主要介绍临床应用较多的一代测序技术和二代测序技术。

一、一代基因测序技术

一代基因测序技术，是指20世纪70年代以来采用的一系列低通量测序方法，其中以桑格（Sanger）等发明的双脱氧链终止法（Sanger法）以及吉尔伯特（Gilbert）等发明的化学链降解法较为多用。特别是前者，作为基因测序的一种经典方法，曾是人类基因组计划采用的主要技术，目前在临床分子检测中仍被广泛应用。

（一）技术原理

Sanger测序法原理：体外DNA合成的PCR反应体系包括dATP、dGTP、dCTP、dTTP四种脱氧核糖核酸及四种双脱氧三磷酸核苷酸（ddNTPs）等。引物在DNA聚合酶作用下延伸时，dNTP和双脱氧的ddNTP随机被结合到核酸链上。由于ddNTP缺乏3'-OH基团，后续延伸终止，因此得到一组具有共同起始点，但片段长度相差一个碱基的扩增产物。反应完成后即对所得大小不同的片段终产物进行高分辨率凝胶或毛细管电泳分离，检测荧光信号或同位素放射自显影，最后根据片段3'端的ddNTP依次阅读合成片段的碱基排列顺序而得到整条目标DNA的序列信息。

（二）方法及操作流程

目前常用的具有临床注册证的设备主要有ABI公司的两个型号：ABI3500 Dx和ABI3500xL Dx，基本操作流程如下。

1.样本准备

①外周血白细胞样本，采血量2~3 mL，采用EDTA抗凝管；②肿瘤组织样本：瘤细胞占比≥30%，石蜡切片3张以上（其中一张用于做HE染色），视组织大小增加切片数量。

2.核酸提取与质控

提取DNA，纯度以OD260/280比值评估，要求在

1.8~2.0之间。

3.目的片段扩增

设计相应的引物对目的片段进行PCR扩增。

4.扩增产物纯化

去除PCR反应液中残留引物、dNTPs、盐分、非特异性PCR产物等，常用方法有：ExoI/SAP消化、胶回收、柱纯化等。

5.测序PCR

使用掺有ddNTP的反应体系进行PCR扩增，最后得到有末端标记的不同长度片段的混合物。

6.纯化及变性

去除反应残留的ddNTP、酶等杂质，再加入甲酰胺，高温加热变性。

7.毛细管电泳分析

用上述终产物上机，以激光检测各种单链DNA跑过检测点的时间和荧光种类。

8.序列分析解读

配套软件按荧光示踪信号生成峰图文件，再将其转化成序列信息。

（三）结果判读

Sanger测序结果判读主要关注电泳图和QV（Quality Value）值。其序列文件由分析程序通过峰图自动得出，故峰图最能真实反映样本情况。

1.电泳图谱

电泳图谱主要是看峰形是否正常和信噪比等。Sanger测序常见峰图及解读如下。

（1）无变异序列，峰图为单一峰型，A\T\C\G以不同颜色标记。

（2）如同一位点同时检测到C碱基和A碱基信号，表明该位点发生了杂合变异。

（3）碱基缺失导致移码突变。起点往右的序列会发生框移，表现为多个杂合峰。

（4）阳性判定：Sanger测序灵敏度较低，一般在10%左右。在背景峰干净情况下，峰高于同位点另一碱基峰的10%才可信，低于10%的峰则无法判定。如果在峰图上出现较多高背景峰，则会影响结果判断，此时QV值通常也会异常，应结合质控状况综合判断，或建议重做。

2.QV值

QV值用于量化评估该碱基正确性的可信度，由序列分析程序根据该碱基的峰形计算得出。QV值越高，误差率越低，说明读图的准确率越高。QV值为蓝色，表示可信；QV值为黄色，表示不准确，需要人工判读；QV值为红色，表示不可信。

（四）技术优势及局限性

1.Sanger测序的优势

（1）准确性高，测序结果直观可视。

（2）针对小范围特定基因位点检测有价格优势。

（3）操作简便，耗时短，适用于极低通量的快速检测项目。

2.Sanger测序的局限性

（1）测序通量低，一个反应只能得到一条序列，不适合多基因多位点检测。

（2）尽管单个反应价格便宜，但获取大量序列的经济成本较高。

（3）多基因测序时速度相对较慢，耗时较长。

（4）灵敏度不高，对肿瘤组织低丰度变异样品（<30%）可能出现假阴性结果。

二、二代测序技术

二代测序（next-generation sequencing，NGS），又称高通量测序（high-throughput sequencing），是可对几百万条DNA片段进行并行测序的新一代测序技术。现行应用较为广泛的二代测序技术平台有Illumina、华大智造及Thermo Fisher等。

（一）技术原理

Illumina的高通量测序平台，以桥式PCR和可逆末端终止反应为核心技术原理。DNA文库通过流动槽（Flowcell）时，接头与芯片表面的寡核苷酸（oligo）杂交，以结合上的文库为模板进行延伸，随后双链DNA变性，模板链被洗去。互补链弯曲与附近的另一寡核苷酸杂交形成桥式结构，延伸变性后，形成2条固定在流动槽上的单链，如此循环桥式PCR后，形成DNA簇（Cluster），实现模板链的扩增，在随后边合成边测序中，以簇为信号采集的基本单元。在测序阶段，dNTP采用不同的荧光信号标记，并在3'-OH接上一个阻断基团，使聚合反应合成一个碱基后即停止延伸，冲洗掉多余的dNTP和酶，通过捕捉一个簇上的荧光信号鉴别具体的dNTP类型，达到序列识别的目的。随后加入化学试剂将阻断基团和荧光基团切除，进行下一个碱基的合成；重复以上过程。

华大智造平台采用DNBSEQ™测序技术，通过仪器气液系统将DNA纳米球（DNA nanoball，DNB）泵入到规则阵列芯片（Patterned Array）并加以固定，然后泵入测序模板及测序试剂。测序模板与芯片上DNB接头互补杂交，在DNA聚合酶催化下，测序模板与测序试剂中带荧光标记的探针相结合。再由激光器激发荧光基团发光，不同荧光基团所发射的光信号被相机采集，经过处理转换成数字信号，传输到计算机处理，可获取待测样本的碱基序列信息。

Thermo Fisher公司的高通量测序平台基于半导体测序技术。半导体测序是基于一种布满小孔的高密度半导体微孔芯片（一个小孔内即一个测序反应池），该芯片置于一个离子敏感层和离子感受器之上，当DNA聚合酶把核苷酸聚合到延伸中的DNA链上时，释放出的氢离子会改变反应池中的pH值，离子感受器通过检测pH值的变化并将其转化为数字信号，从而读取DNA序列。整套硬件设备无须光学检测和扫描系统，且使用天然核苷酸和聚合酶反应，因此实现快速、准确的测序反应。

（二）方法及操作流程

不同的二代测序平台在实验操作上有所差别，但一般都包括以下步骤。

1.样本要求

①组织样本：瘤细胞占比≥20%，手术组织石蜡切片3张以上，穿刺组织石蜡切片5张以上，其中一张用于HE染色，视组织大小可增加切片数量；②外周血白细胞样本：采血量2~3 mL，采用EDTA抗凝管；③ctDNA样本：包括外周血、脑脊液、胸腹水等体液，推荐使用Streck Cell-Free DNA BCT®血浆游离DNA采血/保存管或其他含有游离DNA保护剂及防细胞裂解保护剂的采血管，采集8~10 mL；若采用EDTA抗凝管采血，需2 h内离心分离血浆。

2.核酸提取

从待测样本中提取基因组DNA、cfDNA等，可采用磁珠法或柱提法。

3.DNA片段化

常用方法有超声打断法、酶切法。将基因组DNA打断成小片段（一般150~300 bp）。有的样本类型如cfDNA由于本身为小片段，可省略此步骤。

4.目标区域富集

将目标区域富集后再测序可显著提升测序效率并降低成本，常用的富集方法有杂交捕获法和扩增子法。杂交捕获法是利用预先设计的探针与DNA杂交从而捕获目的片段，可检测已知或未知区域的SNV、InDel、CNV、SV、Fusion等多种变异类型，应用较为广泛。扩增子法则是设计引物利用PCR将目的片段扩增出来，可检测已知区域的SNV和InDel等变异，操作简便适用于较小基因区域的检测。

5.文库制备

通过末端修饰、接头连接及纯化、扩增等步骤将DNA片段构建成带有测序接头和样本标签的、可适用于上机测序的DNA文库。

6.上机测序

将构建好的DNA文库，定量及按比例混合后，在测序仪上进行测序。

7.数据分析

利用生物信息学技术，将测序得到的大量片段序列，比对回参考基因组，并分析检测样本所携带的基因组信息或各种变异等。

（三）生物信息分析与报告解读

1.数据的生物信息分析流程及质控

高通量测序数据的生物信息学分析流程包括碱基识别、序列比对、变异识别与变异注释。

（1）碱基识别：测序仪测到的原始数据（光学信号或电信号）可以经测序平台的软件处理转换为每个样本的Fastq文件，如Illumina平台下BCL文件，记录的是碱基序列的光学信号，经bcl2fastq软件处理转换为每个样本的Fastq文件。数据分析前需对原始Fastq文件进行质控，包括过滤测序接头、低质量碱基、低质量序列等，将过滤后获得的高质量序列用于下一步分析。该流程主要的质控指标有Q30、GC含量等。

（2）序列比对：利用NGS数据比对软件将过滤后序列与参考基因组序列进行比对，得到SAM格式文件，再转化为BAM文件，对BAM文件排序、去重、优化，获得的高质量比对文件用于下一步变异识别。该流程主要的质控指标有比对率、平均测序深度和平均有效测序深度和插入片段大小（insert size）等。

（3）变异识别：经序列比对后，通过变异识别软件识别出所有与参考基因组不同的位点，包括SNV、In-

Del、CNV、SV等变异类型。同时软件基于比对结果计算出肿瘤突变负荷（TMB）、微卫星不稳定性（MSI）、同源重组修复缺陷（HRD）等信息。不同变异分析软件联用对变异信息的准确获取更为有效。需注意的是，用于变异识别的开源性生信分析软件常规用于科研分析，在临床检测会存在局限性，建议实验室在开源软件基础上进行优化与测试，这是各实验室检测性能存在差异的关键因素。生信分析软件优化需基于参考品、真实临床样本验证通过后形成性能确认报告。

（4）变异注释：变异识别完成后，利用各种数据库对所有识别出的变异位点进行注释，包括但不限于基本信息数据库、人群频率数据库、肿瘤数据库、遗传数据库及其他数据库。需要注意的是，由于NGS的高灵敏性，在分析低丰度突变时要注意排除由于样本损伤或样本污染导致的假阳性突变，建议在生信分析流程中予以提示。

（5）样本损伤：主要分为FFPE损伤和氧化损伤，前者主要由甲醛等固定液固定、石蜡包埋处理、长时间存储等因素引起，最常见的是胞嘧啶脱氨基，引起C>T/G>A的突变；后者多因实验过程异常造成。

（6）样本污染：切片过程、核酸提取过程、文库构建过程和多样本混合上机为最常见的污染环节，实验操作时要特别注意。文库构建环节的污染可通过尽早加入样本标签等方法来避免。对于液体活检NGS检测，因变异丰度低，测序深度高，可通过引入分子标签、双端标签技术等策略来优化克服标签跳跃和低丰度背景噪音问题。总之，严格的全流程质量控制体系是检测准确性的最重要保障。

2.基因变异类型

基因变异通常是在核苷酸水平发生的改变，但最终主要通过改变编码的氨基酸序列影响蛋白功能。因此，基因变异可分别在核苷酸水平和氨基酸水平进行注释描述。

在核苷酸水平，变异类型可分为单核苷酸变异（SNV）、短片段插入或者缺失（Indel）、拷贝数变异（CNV）、染色体结构变异（SV）及其他复杂变异等。

（1）SNV：DNA序列中单个碱基的置换，是肿瘤基因组变异常见类型。根据变异对基因功能影响可再分为同义、错义、无义、启动子、剪接位点等多种变异。

（2）InDel：基因组序列发生小片段插入或缺失，通常在50 bp以下，可致氨基酸序列改变。

（3）CNV：基因组某些区域由于发生了重复或缺失，导致该区域内DNA拷贝数增加或减少的现象。CNV是结构变异的一种，在肿瘤较常见。NGS可通过对该区域的测序深度来估算CNV。

（4）SV：基因组发生大片段序列的改变或位置的变化，包括1 kb以上的长片段序列缺失、插入、重复、染色体倒位（inversion）、染色体内部或之间的序列易位（translocation）等。

氨基酸变异类型主要包括同义突变、错义突变、无义突变、移码突变、剪接位点突变等。

（1）同义突变：DNA序列的碱基改变不改变所编码的氨基酸，如：BRCA2：c.6513G>C（p.Val2171=），表示BRCA2编码区第6513位的G碱基变成C碱基，但其编码的第2171位氨基酸缬氨酸未发生改变。

（2）错义突变：编码某种氨基酸的密码子其碱基改变后编码另外一种氨基酸，如：KRAS：c.35G>A（p.Gly12Asp），表示KRAS编码区第35位的G碱基变成A碱基，导致其编码的第12位氨基酸由甘氨酸变为天冬氨酸。

（3）无义突变：碱基改变导致编码某种氨基酸的密码子变成终止密码子，使蛋白质的翻译提前终止，如：BRCA1：c.5431C>T（p.Gln1811Ter），表示BRCA1编码区第5431位的C碱基变成T碱基，导致其编码的第1811位氨基酸由谷氨酰胺变为终止密码子。

（4）移码突变：DNA序列发生碱基插入或缺失，且加减的碱基数不是3或3的倍数，进而导致氨基酸编码密码子转录时发生移位，引起氨基酸序列改变，翻译成不正常的蛋白，如：MLH1：c.9del（p.Phe3fs），表示MLH1编码区缺失第9位的碱基，导致所编码的氨基酸序列在第3位氨基酸苯丙氨酸处开始发生移码。

（5）剪接位点突变：主要为DNA外显子和内含子交界的剪接位点，如发生突变，可能造成剪接异常，如：MET：c.3028+1G>A，表示MET编码区第3028+1位（+1表示该外显子下游第一个内含子碱基）的G碱基变成A碱基，可影响剪接，引起MET基因14号外显子跳跃突变。

3.报告解读

（1）报告模板：NGS报告内容需简明清晰、结果明确、信息充分，从而辅助医生进行准确的临床决策；报告中应包括以下内容：受检者的基本信息、样本信息、检测项目、检测结果及解读、检测局限性说明和基因列表等，其中检测结果及解读是报告中最为重要的部分。

（2）常用术语解释。

突变丰度（Allele Fraction，AF）：该突变等位基因（Allele Depth，AD）在所有等位基因（Total Depth，DP）中的占比。

Q30：碱基识别质量值大于30的碱基占所有碱基的比率。碱基识别质量值为30时，表示碱基的正确率为99.9%以上。Q30比例越高，样本数据质量越好。

平均测序深度：指测序得到的总碱基数与待测基因组大小的比值，可理解为基因组中每个碱基被测序到的平均次数。

去重后平均测序深度：指测序得到去除PCR重复序列的总碱基数与待测基因组大小的比值。相较于平均测序深度，去重后更能反映样本真实的平均测序深度。

（3）检测结果：应包括基因变异类型、核苷酸和氨基酸变异结果、变异丰度、变异分级、相关药物信息等；也可根据检测项目和不同癌症类型增加特定指标的检测结果，如MSI、TMB、HRD等。变异分级对于后续的临床决策最为关键，其中体细胞变异和胚系变异，采用不同的分级标准。

体细胞变异分级标准：为了提高体细胞变异分级和解读的标准化和一致性，在2017年，美国AMP、ASCO和CAP联合制定了体细胞突变变异位点解读指南，该指南应用最为广泛，基于变异与药物敏感性关系或变异对特定肿瘤的诊断及预后价值，将体细胞变异临床意义证据分为ABCD四个等级。基于ABCD证据等级将肿瘤体细胞基因变异的临床意义分为 Tier Ⅰ—Ⅳ四级：Tier Ⅰ，具有强烈临床意义的变异；Tier Ⅱ，具有潜在临床意义的变异；Tier Ⅲ，临床意义不明确的变异；Tier Ⅳ，良性或可能良性变异。此外，还有纪念斯隆-凯特琳癌症中心（MSKCC）的精准医疗肿瘤数据库（OncoKB）分级标准、ESMO发布的分子靶点临床可操作性量表（ESCAT）等。随着临床的深入应用，各分级标准在逐步完善。各实验室应在充分理解相关指南的基础上，制定适用于本实验室执行的细则和SOP文件。

胚系变异分级标准：不同于体细胞变异分级存在多个分级系统，遗传变异的分级基本都遵循2015年美国ACMG、AMP和CAP发布的基因变异的解读标准及指导原则，将变异分为五级，分别为"5-致病的（pathogenic）""4-可能致病的（likely pathogenic）""3-意义不明确的（variant of uncertain significance）""2-可能良性的（likely benign）"和"1-良性的（benign）"。同时各实验室也应关注和应用ClinGen序列变异解读（SVI）专家组陆续发布的一系列通用建议和细则。需特别指出的是，上述指南提供的是序列变异分级解读的"框架"，生信人员应正确理解每一条解读规则和适用条件并制定本实验室的解读流程和SOP文件。

（4）报告解读思路。

阳性报告解读：需先明确患者基本信息，如肿瘤类型、既往治疗史等，然后根据检出的变异及变异证据等级，综合考量选择临床处理或治疗方案。

"全阴性报告"解读：遇到全阴性报告首先要关注样本及测序数据的质控：

样本质控不合格：可能会影响此次检测的准确性和敏感性，造成假阴性的情况。样本质控需着重关注肿瘤细胞含量、DNA投入量、文库总量、插入片段及有效测序深度等。

样本质控合格：需要考虑到检测Panel的选择，可能是在Panel覆盖范围内无突变；另外检测技术的灵敏度也会影响突变的检出。

如果是血浆样本，ctDNA检出与肿瘤负荷、疾病状态、临床分期、手术、用药情况及采血量等相关。

值得注意的是，由于NGS所获得的基因变异信息较多，其解读需严格结合患者的影像、病理等临床信息。对部分疑难病例，推荐组织多学科整合讨论（MDT to HIM），以制定最优诊疗方案。

（四）技术优势及局限性

1.NGS技术的优势

（1）高通量：NGS的测序通量远高于一代测序。通过对目标检测区域的富集、Index标签的应用可一次实现多基因、多样本的平行检测。

（2）可检测已知突变和未知突变。

（3）支持多种变异类型的识别：得益于丰富的生物信息分析算法，NGS可实现对多种变异类型的分析，包括单核苷酸变异、插入缺失、基因融合、扩增等，亦可实现对一些特殊基因组学生物标志物（如MSI、HRD、TMB、甲基化等）的分析。

（4）灵敏度高，适用范围广：可检测低丰度或超低丰度突变，因而可利用多种样品类型检测，例如外周血

cfDNA、胸腹水、脑脊液等。

（5）相对成本低：当需要多基因检测时，单个位点成本比一代测序更低，且消耗标本量更少。

2.NGS技术的局限性

（1）对技术人员和实验场地要求高：NGS技术操作步骤多，高敏感性特点使其易受到操作环节影响，对实验场地及技术人员要求较高，临床应用需建立完整培训和质量体系。但随着自动化技术平台的开发及应用，NGS技术对技术人员的要求和依赖显著降低，增强了实验稳定性。

（2）检测周期相对较长：NGS实验流程包括样本评估、核酸提取、文库制备、上机测序、数据分析解读等，通常耗时5~7天，与其他检测技术比，NGS检测所需时间较长。

（3）对生物信息分析及解读要求高：NGS高通量特点，可快速产生海量数据，但如何从海量数据中精准识别有效信息，需要复杂和经过验证的生信技术。如何将生信分析结果转化成临床可读的有用信息，对解读提出了更高要求，常需具备临床医学、生物信息学、分子生物学等方面综合知识。

三、基因测序技术的临床应用

Sanger测序经近半个世纪发展，操作流程已相当完善，成本也降低了10倍以上，因此，国际上仍是小范围特定位点基因检测的主要手段之一，但其低通量的技术局限性显著。在精准医学时代，Sanger测序可作为实时荧光定量PCR（qPCR）和高通量测序（NGS）的补充检测技术而继续发挥重要作用。近年来，NGS一直被广泛用于肿瘤的多种临床场景，主要包括：肿瘤的预防筛查、鉴别诊断、治疗和复发监测等"防、筛、诊、治、康"各领域。

各实验室在临床检测中应优先选择国家药品监督管理局（NMPA）批准的试剂盒，但由于目前国内已上市的试剂盒检测范围有限，不能完全满足临床需求。根据国务院新颁布的《医疗器械监督管理条例》第五十三条："对国内尚无同品种产品上市的体外诊断试剂，符合条件的医疗机构根据本单位的临床需求，可以自行研制，在执业医师指导下，在本单位内使用。具体管理办法由国务院药品监督管理部门会同国务院卫生主管部门制定。"实验室可通过临床实验室自建项目（laboratory developed test，LDT）形式开展更多满足临床需求的项目，但应严格按照国家药监局颁布的管理办法进行备案。

表1　NMPA批准的肿瘤组织多基因测序试剂盒

序号	注册证号	试剂盒名称	检测灵敏度（LOD）	生产厂家
1	国械注准20183400286	人 EGFR／ALK／BRAF／KRAS 基因突变联合检测试剂盒（可逆末端终止测序法）	突变2%；融合10%	燃石
2	国械注准20183400294	人 EGFR、KRAS、BRAF、PIK3CA、ALK、ROS1 基因突变检测试剂盒（半导体测序法）	突变5%；融合（RNA100个拷贝）	诺禾致源
3	国械注准20183400408	EGFR／ALK／ROS1／BRAF／KRAS/HER2 基因突变检测试剂盒（可逆末端终止测序法）	突变及ROS1融合1%；ALK融合2.5%	世和
4	国械注准20183400507	人类10基因突变联合检测试剂盒(可逆末端终止测序法)	1%（10000×测序深度下）	艾德
5	国械注准20193400099	人类BRCA1基因和BRCA2基因突变检测试剂盒（可逆末端终止测序法）	25%（胚系检测）	艾德

序号	注册证号	试剂盒名称	检测灵敏度（LOD）	生产厂家
6	国械注准20193400621	EGFR / KRAS / ALK基因突变联合检测试剂盒（联合探针锚定聚合测序法）	1%	华大
7	国械注准20193401032	人 EGFR / KRAS / ALK基因突变检测试剂盒（联合探针锚定聚合测序法）	2.5%	吉因加
8	国械注准20203400072	人类8基因突变联合检测试剂盒（半导体测序法）	突变5%；融合（RNA150个拷贝）	泛生子
9	国械注准20203400094	人 EGFR / KRAS / BRAF/HER2/ALK/ROS1基因突变检测试剂盒（半导体测序法）	突变5%；融合（RNA100个拷贝）	飞朔
10	国械注准20213400151	人 KRAS / NRAS / BRAF/PIK3CA基因突变联合检测试剂盒（可逆末端终止测序法）	突变1%	臻悦
11	国械注准20213400525	EGFR / KRAS / BRAF / PIK3CA / ALK/ROS1基因突变检测试剂盒（可逆末端终止测序法）	突变2.5%；融合7%	元码

序号	注册证号	试剂盒名称	检测灵敏度（LOD）	生产厂家
12	国械注准 20213400832	人 EGFR/ALK 基因突变联合检测试剂盒（可逆末端终止测序法）	0.50%	海普洛斯
13	国械注准 20223400343	人类 9 基因突变联合检测试剂盒（可逆末端终止测序法）	突变 2%；融合 4%	燃石
14	国械注准 20223400599	人 EGFR / KRAS / BRAF / ALK / ROS1 基因突变检测试剂盒（可逆末端终止测序法）	突变 1%；融合 2%	金圻睿
15	国械注准 20223400638	人 KRAS / BRAF / PIK3CA 基因突变检测试剂盒（可逆末端终止测序法）	突变 2.5%	思路迪
16	国械注准 20223400977	人 EGFR / BRAF / KRAS/ALK/ ROS1 基因突变联合检测试剂盒（可逆末端终止测序法）	-	联川
17	国械注准 20223401107	人 KRAS / BRAF / PIK3CA 基因突变检测试剂盒（可逆末端终止测序法）	突变 2%	真固

注：截至 2022 年 10 月 20 日统计结果。

基因检测

第四章 基因测序技术

（一）肿瘤预防和筛查

5%~10%肿瘤与遗传性基因突变相关，通过对遗传性肿瘤家族高风险人群进行肿瘤易感基因检测，可预估肿瘤发生风险，针对性采取预防措施。如BRCA1/2基因突变会提高乳腺癌、卵巢癌、胰腺癌等的发生风险；RET基因点突变会提高甲状腺髓样癌、嗜铬细胞瘤等多种肿瘤患病风险；错配修复（MMR）基因突变提高结直肠癌和子宫内膜癌风险。肿瘤组织测到BRCA1/2、RET等肿瘤遗传易感基因突变的患者，可对已知突变进行特异性引物设计，通过对外周血白细胞DNA进行一代测序排除遗传性；若携带致病性基因突变，建议对患者家属尤其是一级亲属进行相同位点的一代测序验证。

肿瘤筛查和早诊早治可有效延长肿瘤患者总生存期，减少疾病经济负担。早期肿瘤发现，常规肿瘤筛查方法如影像、内镜、肿瘤标志物、组织活检等存在敏感性低、准确性低，且侵入性强、依从性及可及性低等缺点。液体活检技术因无创、便捷等优点成为肿瘤早筛的主要方法。目前国内已上市的试剂盒主要为qPCR产品，检测单个或几个甲基化位点，准确性有限，且因位点有限仅能进行单癌种判断。NGS因检测范围广在早筛特别是多癌种早筛中有更好应用前景。目前NGS液体活检早筛技术主要采集外周血或发病部位的体液标本进行检测，主要关注基因组变异（ctDNA突变）、表观遗传学（cfDNA甲基化）、片段组学特征（拷贝数变异、核小体印记、cfDNA片段长度、cfDNA末端序列等）、转录组、微生物组等层面。然而，因在早期肿瘤或癌前病变人群中肿瘤信号在血液或体液中释放有限，提高敏感性和特异性是早筛需要攻克的难点。对于多癌种早筛，能够实现肿瘤信号的组织溯源以缩短从检测到临床确诊的进程也是多癌种早筛在临床应用中的关键。多癌种早筛研究主要集中在多组学、甲基化与片段组学等技术路线，已有多项研究成果报道。在多组学方面，2018年Thrive Earlier Detection在*Science*上发表了CancerSEEK的研究结果。研究人员利用血浆ctDNA中的18个基因进行检测，同时分析了8种蛋白，建立ctDNA与蛋白的双重预测模型。该预测模型入组了812例健康人，1005例癌症患者，覆盖8个癌种（肺癌、肝癌、胃癌、结直肠癌、胰腺癌、食管癌、乳腺癌、卵巢癌），其灵敏度为70%，其中Ⅰ期、Ⅱ期、Ⅲ期的灵敏度分别为43%、73%和78%。肿瘤患者器官溯源预测的平均准确性为83%。在甲基化方面，Grail 的 CCGA 系列研究纳入超过 15000 例受试者，CCGA-3 最新数据显示，在 4077 位受试者中，基于靶向甲基化技术的肿瘤早筛模型可区分多种癌症，检测特异性为 99.5%，灵敏度为 51.5%，肿瘤信号定位准确率为 88.7%，其中Ⅰ—Ⅱ期的敏感性为 27.5%。另一项在 2395 例中国人群中进行的前瞻性、盲法验证研究（THUNDER）中，基于 cfDNA 甲基化检测的 ELAS-seq 技术检测肺癌、结直肠癌、肝癌、卵巢癌、胰腺癌和食管癌等 6 种癌症的特异性为 98.9%，敏感性为 69.1%，预测单个或两个器官组织组织溯源的准确性为 91.7%。基于该技术的试剂盒已于 2022 年获欧盟批准用于上述 6 种癌症的早期检测。在片段组学方面，则有 DELFI 和 DE-CIPHER 研究等。DELFI 在 2019 年 *Nature* 首次报道了 cfDNA 片段化特征在癌症和健康人之间的区别，通过 WGS 评估 cfDNA 片段化特征并构建 DELFI 早筛模型。DELFI 模型在乳腺癌、肠癌、肺癌、卵巢癌、胰腺癌、胃癌、胆管癌七种癌症类型中的检测灵敏度为 57% 至 99%，特异性为 98%。值得注意的是，DELFI 模型在Ⅰ—Ⅱ期癌症也表现出较高灵敏度；Ⅰ期和Ⅱ期癌症敏感性分别为 73% 和 78%。基于片段组学国内 DECIPHER

多癌种早筛研究，纳入1214例中国检测人群进行分析，其检测肺腺癌、肝癌、结直肠癌的敏感性为95.5%，特异性95.0%，组织溯源性为93.1%。基于DECIPHER技术的试剂盒已获欧盟CE认证。然而，基于液体活检技术的肿瘤早筛临床应用价值尚需经过大规模前瞻性队列研究证实。

（二）肿瘤的辅助诊断

NGS多基因检测可用于实体瘤如神经系统肿瘤、肺癌、乳腺癌、子宫内膜癌等，以及血液系肿瘤等的辅助诊断或分子分型。例如通过检测POLE、TP53、MSI等分子标志物对子宫内膜癌进行分子分型；通过检测SS18、EWSR1等分子标志物对软组织肿瘤分类的辅助诊断。通过术前细针穿刺细胞基因检测，可辅助诊断甲状腺结节良恶性，进而制定更精准的个性化诊疗方案。在造血淋巴系统肿瘤中，根据重现性基因异常对急性白血病进行明确分子分型诊断已被广泛认可，NGS多基因检测能辅助淋巴瘤精准诊断，以及探索淋巴瘤分子分型。对原发灶不明的转移性肿瘤，NGS多基因检测可能对肿瘤来源进行判断。在肿瘤诊断领域，国内尚无获批的NGS检测试剂盒，但由于辅助诊断及分子分型突变基因及种类的多样性，部分实验室可通过LDT形式开展NGS检测。

一代测序因检测特定的DNA序列可用于部分场景的肿瘤辅助诊断，一代测序仪可通过毛细管电泳区分不同目的片段长度，进而判断是否异常。

1.微卫星不稳定性（MSI）检测：通过检测特定微卫星位点，比较肿瘤组织与正常组织的位点分布差异，用于区分MSI-H的肿瘤患者。

2.基因重排：通过对特定TCR/IG重排的片段检测，可区分T细胞或B细胞的克隆性，进而辅助诊断淋巴瘤。

3.多重连接探针扩增技术（MLPA）MLPA大片段分析：如BRCA1/2的NGS检测可能不涵盖大片段缺失，采用MLPA法进行补充检测。

4.其他基因突变：如MYD88基因L265P突变可用于淋巴浆细胞淋巴瘤；H3F3A基因G34点突变可用于骨巨细胞瘤；c-kit或PDGFRA突变可用于胃肠间质瘤的辅助诊断。

（三）肿瘤治疗参考

基因突变的检测可指导肿瘤靶向治疗。例如，针对非小细胞肺癌患者，EGFR基因18—21号外显子上的已知热点突变可指导1—3代EGFR-TKIs的选择，ALK/ROS1/RET基因融合和MET跳读等有对应的靶向治疗方案；针对肠癌患者，KRAS/NRAS/BRAF基因特定点突变可指导EGFR单抗类药物的使用，HER2扩增可选择抗HER2治疗方案；针对胆管癌患者，IDH/BRAF基因位点突变、FGFR融合、HER2扩增均为靶向治疗的重要靶点。针对胃肠间质瘤患者，c-kit或PDGFRA突变可指导伊马替尼等小分子抑制剂的使用。由于Sanger测序法的敏感性较低，检测位点及变异类型有限，有条件单位不首先推荐用于此类基因变异的常规检测。NGS因一次可以检出多种变异类型且敏感性较高成为肿瘤治疗参考的重要检测方法。对早中期肿瘤患者，NGS可发现敏感突变，指导患者的新辅助或辅助靶向治疗。对晚期肿瘤患者，NGS检测可为多数患者识别潜在治疗靶点、发现罕见靶点并取得临床获益。尤其在肺癌，NGS可平行检测包括EGFR、ALK、ROS1、RET、MET、ERBB2、KRAS、BRAF等治疗靶点，已成为肺癌诊疗过程的常用技术。同源重组修复基因及HRD的检测，可指导PARP抑制剂在多种实体瘤的应用。免疫检查点抑制剂（ICI）的使用，有效延长各种肿瘤患者的生存期，可通过NGS

技术检测免疫治疗相关标志物（MSI、TMB、免疫疗效相关正负调节预测因子、免疫疗效超进展预测因子等），从而指导更加精准的免疫治疗。泛实体瘤靶点NTRK1/2/3融合、RET变异等为泛实体瘤患者特别是罕见癌症以及诊断不明的肿瘤提供靶向治疗指导。此外，由于NGS技术应用，对靶向和免疫治疗耐药原因的探寻及后续治疗提供了帮助。在肿瘤治疗领域，国内已有多个获批的NGS小Panel检测试剂盒，可满足部分肺癌、肠癌初治患者的靶向治疗需求。对更多基因的NGS检测需求，大部分实验室需以LDT形式开展。

（四）肿瘤预后评估及复发监测

特定基因变异可用于协助评估肿瘤预后。例如，在胶质瘤中，TERT启动子突变、IDH1/IDH2点突变等众多基因可用于胶质瘤的分型和预后评估；在急性髓系白血病中，TP53、ASXL1、RUNX1、FLT3等多个基因突变以及KMT2A、NUP98、NUP214等多种基因融合都被纳入预后分层；在横纹肌肉瘤中，MYOD1、PIK3CA突变以及多种融合形式都和化疗敏感性及预后相关；在子宫内膜癌中，POLE基因部分已知突变可提示预后较好，高拷贝数组预后最差。在弥漫大B细胞淋巴瘤（DLB-

CL）中，发生中枢侵犯的 DLBCL 预后极差，NGS 通过脑脊液 ctDNA 检测评估 DLBCL 中枢神经系统侵犯和预后风险。NGS 在各癌种的预后评估中发挥着重要作用，部分位点可用一代测序进行检测，但需注意技术敏感性低导致的漏检风险。

　　肿瘤的复发和转移是生存率降低的重要原因，肿瘤患者需要实时监控肿瘤进展。NGS 技术可用于跟踪对治疗的反应，并通过检测微小残留病灶（minor residue disease，MRD）标志物以确定预后及复发风险，指导后续治疗方案制定。国内尚无 MRD 监测的 NGS 试剂盒获批，对有 MRD 监测需求的医院需以 LDT 形式开展。目前，国内已有中国人群前瞻性的研究相继报道，MRD 监测可预测早中期肠癌及肺癌的预后及复发风险，MRD 在肿瘤治疗的指导价值已有初步探索，但仍需更多的前瞻性临床试验印证。

　　综上所述，NGS 技术可在短时间内对成百上千个基因或整个基因组进行测序和基因变异/突变的检测，已广泛用于肿瘤的预防、筛查、诊断、治疗、康复随访等领域，其较高的技术性能为个性化精准医疗奠定了基础。

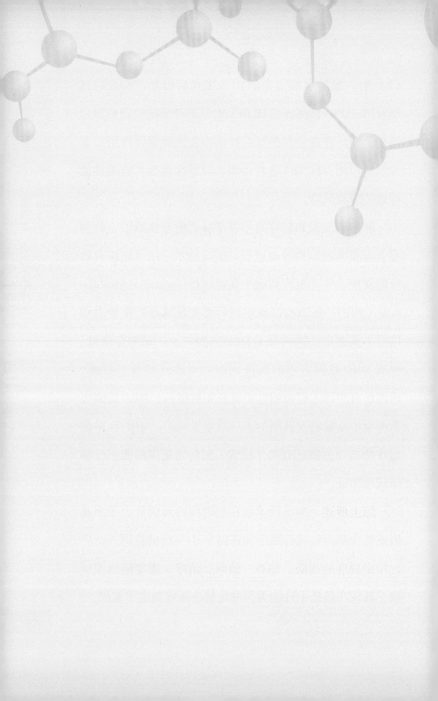

第五章

基因芯片技术

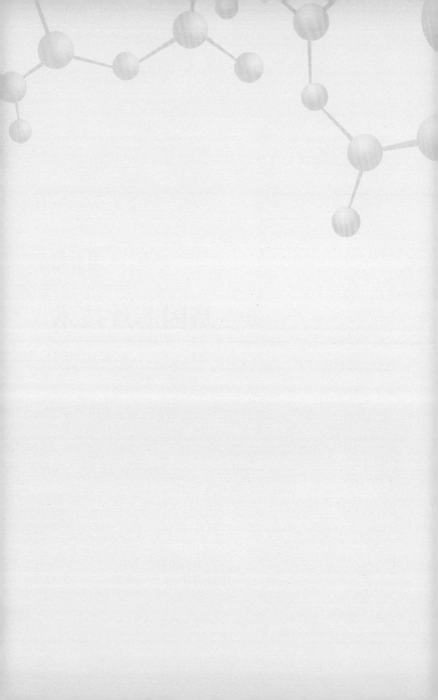

一、基因芯片技术概述

基因芯片（gene chip）又称 DNA 微矩阵芯片（DNA microarray chip），通常所说的基因芯片是指染色体层面的全基因组芯片，全基因组芯片也是目前应用最广的基因芯片，又叫染色体微阵列分析（chromosome microarray analysis，CMA），这一技术被称为"分子核型分析"。能够在全基因组水平进行扫描，可检测染色体不平衡拷贝数变异（copy number variation CNV）。

二、基因芯片技术原理

基因芯片技术的原理是将大量特定的寡核苷酸片段或基因片段作为探针有序且高密度地排列固定于玻璃、硅等支持物上，然后将待测样品用荧光染料标记后与芯片杂交，通过扫描和比较芯片上每一探针上的荧光杂交信号，从而迅速获得所需基因的表达、变异和甲基化特征等信息。由于同时将大量探针固定于支持物上，故可一次性对样品的大量序列进行检测和分析，从而解决了传统核酸印迹杂交（southern blotting 和 northern blotting 等）技术操作复杂、自动化程度低、操作序列数量少、检测效率低等不足。而且，通过设计不同探针序列、使用特定分析方法，可使其具有多种不同应用价值，如基因表达谱测定、突变检测、多态性分析和表观遗传学修饰检测等，进而衍生出基因表达谱芯片、单核苷酸多态性（single nucleotide polymorphism，SNP）芯片、miRNA芯片和DNA甲基化芯片等多种类型。

三、基因芯片技术实验流程

基因芯片技术方法和操作流程主要包括4个环节：芯片方阵构建、样品制备、杂交反应和信号检测和分析。

（一）方阵构建

1.探针的制备

表达谱芯片需从待检测样品、mRNA或总RNA中制备cDNA探针；SNP芯片需从待检样品DNA中通过PCR制备探针或人工合成寡核苷酸探针。

2.片基处理

制备基因芯片主要采用表面化学方法或组合分类化学方法处理片基，然后使DNA片段按顺序排列在芯片上。经特殊处理过的玻璃片、硅片、聚丙烯膜、硅胶晶等都可作为载体材料。

3.点样

基因芯片的点样方法可分为原位合成与微矩阵点样

两类。原位合成是制造高密度寡核苷酸的关键技术，包括光引导原位合成、喷墨打印和分子印迹原位合成三种方法；微矩阵点样法是将DNA用针点或喷射方法直接排列到载体上。

（二）样品制备

基因表达谱芯片和miRNA芯片均属于RNA芯片，样本制备需抽提总RNA，质控合格后方可使用。SNP芯片和DNA甲基化芯片均属于DNA芯片，样本制备需提取全基因组DNA。不同样本中的DNA或RNA需经过提取、质控、PCR或RT-PCR扩增、荧光染料标记后才可用于芯片杂交过程。

（三）杂交反应

杂交反应是基因芯片技术中最重要的一步，其复杂程度和具体控制条件由芯片中基因片段的长短和芯片本身的用途而定。杂交反应中涉及因素主要有杂交温度、杂交时间、杂交液成分等。如是基因表达检测，反应时需高盐浓度、低温和长时间。如要检测是否有突变，因涉及单个碱基的错配，故需在短时间内、低盐、高温条件下高特异性杂交。杂交完成后在洗涤工作站按标准操作流程进行芯片洗涤。

（四）信号检测和分析

基因芯片在与荧光标记的目标DNA或RNA杂交后，利用激光共聚焦扫描芯片和电荷耦合器件（charge coupled device，CCD）芯片扫描仪将基因芯片测定结果转变成可供分析处理的图像数据，此过程需专门系统来处理芯片数据，一个完整的基因芯片数据处理系统包括芯片图像分析、数据提取及芯片数据的统计学分析和生物学分析，以及芯片数据库管理和芯片表达基因的检索。

（五）注意事项及常见问题

1.样本制备

不同类型芯片需选择不同样本制备方法。基因芯片对样本要求高，浓度、纯度和完整性是样本质控的核心。

2.杂交条件

不同类型的芯片需选择合适的反应条件。基因表达检测需较长的杂交时间，更高的样本浓度和较低温度，有利于增加检测的特异性和灵敏度。突变检测要鉴别单碱基错配，因此需更高的杂交严谨性和更短的杂交时间。

3.结果判读

DNA浓度过高可造成杂交点模糊，需适当降低DNA探针浓度；核酸样品中掺入的荧光染料过多或过少可造成背景区出现荧光点，需调整杂交前样品的染料掺入量；杂交后清洗不充分可导致高背景或背景不均匀，应更换新鲜配制的清洗溶液并保证足够的冲洗时间和次数；杂交时样品溢出导致盖片周围出现强荧光信号，应确保杂交时湿度适宜，盖玻片的放置到位。

4.临床应用

基因芯片技术弥补了核型分析分辨率低、荧光原位杂交通量有限、高通量测序分析CNV的成本和技术要求高等不足。在临床应用时，应留意所用技术平台的性能指标，包括分辨率、检测灵敏度、能否分析拷贝数中性的杂合性缺失（cnLOH）等。并在实验检测中应建立完善的质量评估体系，尤其使用石蜡包埋的组织标本检测分析时，应留意所获得的DNA质量对检测结果的可能影响。

四、基因芯片的数据分析

在基因芯片实验中，通过对芯片进行信号检测分析，获得全部或部分基因表达、核酸变异和甲基化水平的数据。这些数据背后隐藏的生物学意义，需要通过生物信息学方法分析和挖掘。基因芯片分析需要首先行数据预处理、数据转换等，然后根据芯片类型不同，结合实验目的进行基因表达、变异分类、差异性等统计学分析。

（一）数据预处理

对基因芯片扫描获得的数值信息需要预处理，以便后续数据分析。一般包括数据清洗、丢失数据填补、清除不完整数据及合并重复数据等工作。数据清洗目的是去除归一化处理后异常的数据，如负值或很小的数据、明显的噪声数据等，通过数据清洗过程可置为缺失或赋予统一数值。

（二）数据转换

数据转换是将数据变换为适合数据挖掘形式，将数据规范化，使之落在一个特定的数据区间中。数据转换包括对数转换和标准化两个过程，对数转换是使得数据在 log 空间内，数据的标准化是将所有的数据转换到同一个范围内，使得数据的平均值为 0，标准差为 1，从而便于后续分析。

（三）数据统计分析

数据分析可分为差异分析、相关性分析、聚类分析和分类分析等，数据分析结果可通过可视化软件，利用火山图、热图、聚类图、韦恩图等进行直观性展示。对

DNA甲基化芯片，主要探索不同甲基化状态区域。对SNP芯片，主要根据SNP多态性不同，推测基因拷贝数变异（copy number variations，CNV）不同。

（四）数据解读

SNP芯片中经过注释后的变异位点（包括CNV变异）需进行致病性的解读，主要依靠2015版美国医学遗传和基因组学学会（American College of Medical Genetics and Genomics，ACMG）的变异解读指南和临床基因组资源机构（ClinGen）2019年联合发布的共识建议进行致病性评级，根据变异导致疾病发生可能性的高低分为5类：致病性（pathogenic）、可能致病性（likely pathogenic）、意义不明（uncertain significance）、可能良性（likely benign）和良性（benign）。不同分类基因变异的致病可能性分别为：>0.99、0.95~0.99、0.05~0.949、0.001~0.049、<0.001。每个变异的致病性评级需整合该位点的人群频率、特定变异类型、疾病数据库收录、同行评议论文报道和软件计算预测等诸多方面的证据，根据致病性变异和/或良性变异证据的数量和级别进行综合考虑。

（五）常用基因芯片数据集

目前收集、存贮基因表达数据的最有影响的数据库是 GEO 和 ArrayExpress。GEO 是由 NCBI 在 2000 年开发的一个基因表达和杂交微阵列数据库，可免费获取来自不同生物体的基因表达数据的在线资源。ArrayExpres 是基于基因表达数据的微阵列公共知识库，当前包含多种基因表达数据集和与实验相关的原始图像集，存储大量被注释的数据。ArrayExpress 数据库由 EBI 维护，与所有由 EBI 维护的在线数据库相联接。

五、基因芯片技术的优势及局限性

（一）基因芯片技术的优势

1.检测系统通量高

基因芯片能高通量、平行检测成千上万个基因在某一条件下的变化，能在更全面广泛的基因组水平上揭示不同基因之间内在的相互关系，使研究效率明显提高，并极大降低基因表达检测的平均成本。

2.检测系统层面广

基因芯片能同时揭示在某一条件下相关基因不同层面的变化，包括 DNA 层面各种类型的变异（碱基置换、小片段插入缺失、大片段重排、基因拷贝数变异、染色体区段的缺失或插入，染色体结构和数量异常）、mRNA 及 miRNA 表达谱变化，和 DNA 甲基化调控。

3.检测系统微型化

基因芯片检测系统微型化，在能同时研究上万个基因变化前提下，对样品需要量非常小，节约费用和时间，研究效率明显提高。

4.检测系统标准化

基因芯片生产高度标准化，规模化生产在降低成本的同时减少了实验误差，增加了不同批次数据间的可比性，为回顾性数据再利用和数据挖掘奠定了基础。

5.检测系统自动化

基因芯片结合微机械技术，可把生物样品预处理，基因物质提取、扩增，以及杂交后信息检测集成为芯片实验室，制备成微型、无污染、自动化、可用于微量试样检测的高度集成的智能化基因芯片。

（二）基因芯片技术的局限性

1.基因芯片只能检测基因水平的变化

基因芯片主要定位于运用高通量手段在特定实验条件下观察基因组的整体性变化，故基因芯片测定的是属于基因、基因表达的中间产物及其调控因素，不能直接解释主要由功能蛋白参与的多种生理、病理变化的机制。而且，即使是在基因芯片上表现出明显变化的不同基因，它们之间的因果关系如何，单靠基因芯片技术本身也不能单独进行确切判断，需要利用相应实验技术进一步研究。

2.基因芯片技术不能检测细胞原位的变化

基因芯片技术不能区分组织中不同类型细胞或相同类型细胞不同亚克隆之间的差异。基因芯片实验需要对受检组织样本的所有细胞进行物理破坏才能获得其基因表达模式，而大多数人体组织样本是不同细胞类型的混合物。因此，比较两个不同组织活检样本时，基因表达模式的变化受该样本中所有细胞类型的表现和细胞比例的多因素影响，可能导致分析不准确。目前可采用激光捕获显微切割和空间转录组技术有针对性分离特定细胞，但技术成熟度有待提高。

3.基因芯片技术检测范围有限

由于基因芯片的探针是针对已知核酸序列按碱基互补配对原则设计的，只能检测已知碱基序列的基因片段或基因变异形式。对未知核酸序列和变异形式由于无法设计探针也就无法进行检测。在疾病状态下，可能涉及的新基因或已知基因的新变化，仅用基因芯片无法检测这些变化。对有明显疾病表型差异但使用基因芯片未找到致病基因时应考虑选择其他基因检测技术，如高通量测序技术来查找可能致病的新基因或已知基因的新变化。

4.基因芯片检测结果受多种因素影响

基因芯片实验中，待测样本与核酸探针的杂交和洗脱过程可能受到多种因素的影响，如自身因素（序列长度、碱基比例、互补性等）、杂交和洗脱实验条件（探针和靶序列浓度、阳离子浓度、pH值等）及非特异性杂交片段等，从而导致检测结果出现假阳性和假阴性。此外，基因芯片的检测结果还受前期样本采集、运输、储存、处理和后期数据分析的诸多影响。

六、基因芯片技术的临床应用

（一）基因芯片技术在实体瘤中的临床应用

1.基因芯片技术在实体瘤筛查中的应用

宫颈癌是女性最常见恶性肿瘤之一，人乳头瘤病毒（HPV）感染是导致宫颈癌的直接原因。HPV DNA 有100余种亚型，其中30多种与宫颈感染和病变有关，根据致病力大小分为高危型和低危型两种。采用基因芯片法检测 HPV 感染，能快速鉴定 HPV 分型，适合临床用于 HPV 感染的普筛和宫颈癌早筛。运用基因芯片技术对肝癌、胃癌、甲状腺癌、胰腺癌和肠癌等肿瘤的miRNA小分子肿瘤标志物进行筛查，通过筛选出的特异miRNA分子，指导肿瘤早筛、疗效监测以及预后判断。

2.基因芯片技术在实体瘤用药指导中的应用

目前，已获批基于基因芯片技术的BRAF、KRAS基因突变检测试剂盒具有操作简单、用时短、价格低廉的优势，在结直肠癌患者的用药指导基因检测中具有一定应用价值。70基因 MammaPrint®是首个经过FDA批准，CE认证的证据等级为1A的早期浸润性乳腺癌复发风险的基因芯片检测产品，ASCO 指南和NCCN指南推荐其用于判定激素受体阳性早期乳腺癌的远处复发风险，协助确定辅助化疗的预期获益，为乳腺癌患者提供更精准的治疗建议。

3.基因芯片技术在实体瘤中的其他应用

《中国肿瘤整合诊治指南（CACA）——脑胶质瘤》推荐用脑胶质瘤相关染色体拷贝数变异、基因扩增缺失，以及 miRNA 表达水平变化，来预测预后和对放化疗的敏感性。包括PAM50在内的基因表达谱芯片将乳腺癌分为 Luminal A 型、Luminal B 型、HER2 过表达型、基底样细胞型和正常乳腺样型，为乳腺癌分子分型和个体化诊疗提供关键分子依据。

4.基因芯片技术在肿瘤标志物发现及实体瘤药物研发中的应用

多肿瘤标志物蛋白芯片检测系统运用了生物芯片技术，对常见10种肿瘤进行联合检测分析，可提示肿瘤是否发生，以及肿瘤发生部位和种类。该芯片系统适用于临床对肿瘤的快速检测，更适于无症状人群早期肿瘤普查。

（二）基因芯片技术在血液肿瘤的临床应用

血液肿瘤相关的基因变异形式多样，需要整合应用细胞遗传、基因测序和基因扩增等多种检测技术。基因芯片作为较早应用的高通量基因分析技术，具有技术成熟度高、成本较低、易于培训和推广等特点，是血液肿瘤研究、临床分子诊断和分型鉴定技术的重要组成。

1.基因芯片技术在血液肿瘤伴随诊断中的应用

基因芯片技术在血液肿瘤临床伴随诊断中的应用优势主要在于基因表达谱和CNV分析。有多种血液肿瘤分子亚型是基于基因芯片技术发现并进一步确定的，如BCR-ABL1样急性B淋巴细胞白血病（B-ALL）等，详见CACA指南《血液肿瘤》。

2.基因芯片技术在血液肿瘤预后评估中的应用

除诊断分型外，血液肿瘤中还有很多具有预后评估和治疗指导意义的染色体数目变异、染色体区段缺失/扩增、基因组微缺失、CNV等。如-7/del（7q）、+8等对于骨髓增生异常肿瘤的预后评估，9q34扩增、16q12缺失对于部分T细胞淋巴瘤的预后评估，IKZF1、EBF1等多种转录因子基因缺失对B-ALL的预后评估都有重要意义。随着研究进展，具有明确临床意义的基因组微缺失或CNV指标还会持续扩展。

表2 常用基因芯片相关数据库及链接

数据库	链接
Catalogue of somatic mutations in cancer (COSMIC)	http://cancer.sanger.ac.uk/cosmic
Cancer genomics consortium cancer gene list	http://www. cancergenomics. org
My cancer genome	http://www. mycancergenome. org/
Personalized cancer therapy, MD Anderson Cancer Center	https://pct.mdanderson.org/
intOGen	https://www.intogen.org/search
Pediatric Cancer genome project, St Jude's Children's Research Hospital and Washington Univ joint venture	https://www.stjude.cloud/studies/pediatric-cancer-genome-project/

续表

数据库	链接
International cancer genome consortium	https://dcc.icgc.org/
CAGdb	http://www.cagdb.org/
ClinVar	http://www.ncbi.nlm.nih.gov/clinvar
Decipher	https://www.deciphergenomics.org/
Human gene mutation database	http://www.hgmd.org
Locus reference genomic	http://www.lrg-sequence.org
Leiden open variation database	http://www.lovd.nl

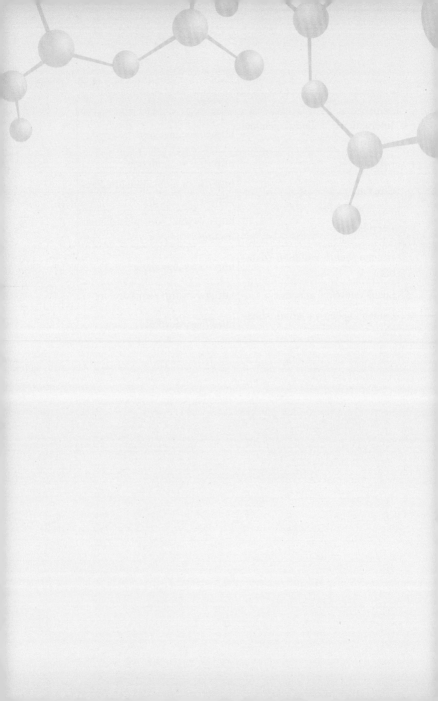

第六章

核酸质谱技术

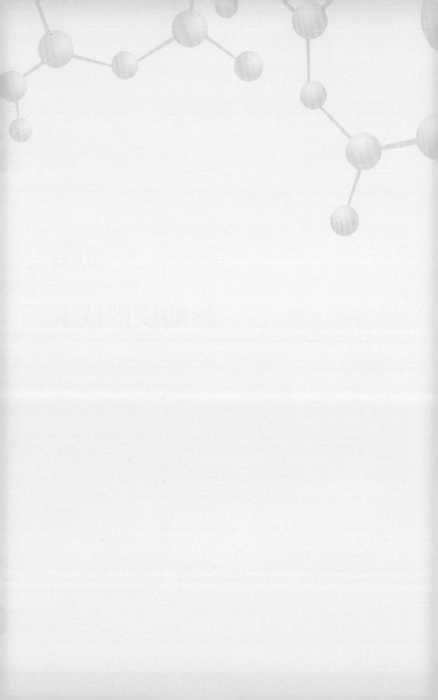

一、核酸质谱概述

核酸质谱技术是由基质辅助激光解吸附质谱技术（matrix assisted laser desorption / ionization，MALDI）发展起来的检测技术，在基因检测和病原筛查等方面应用前景较大。

核酸质谱的发展依赖于质谱分析技术的进步，依赖于质谱仪（mass spectrography，MS）的发展。质谱仪能使物质分子电离，并通过适当电场或磁场按空间位置、时间先后或轨道稳定与否实现质荷比分离的仪器。从20世纪初首台质谱仪问世到20世纪70年代，质谱技术发展已较为成熟，但检测范围仅限于热稳定性高的小分子。直到1989年，John BFenn和Koichi Tanaka发明ESI和MALDI两种软电离方法，保证了极性高、热稳定性差的生物大分子在电离中不被降解，将质谱技术检测范围拓展到生物大分子，为核酸质谱技术诞生奠定重要基础。

质谱技术是一种强大检测方法，与其在蛋白质多肽与小分子代谢物方面的应用相比，质谱在基因检测的应用尚待进一步发掘。随着核酸质谱应用标准化和规范化的深入，该技术的应用领域将更为广泛。

二、核酸质谱技术原理

核酸质谱即质谱技术在核酸大分子检测中的应用，其工作原理是将样本电离成不同质荷比的离子，随后在质量分析器中将其区分，再用检测器记录不同质荷比（m/z）离子的信号强度值。因样本组成复杂及鉴定需要，实际分析中常将某质荷比离子在裂解池经高能离子轰击破碎，进行二级质谱分析（MS/MS），再根据不同碎片信息分析样本分子组成。

核酸质谱采用MALDI方式进行样本电离化。MALDI是软电离方式的一种，常用于电离分子量大和热稳定性差的物质。MALDI原理是将样本与基质混合形成晶体，经高能激光加热使基质迅速挥发，并将能量均匀传递给样本分子，使其带电。核酸质谱多用吸光能力强的有机酸作为基质，有效避免高能激光破坏化合物结构。MALDI技术灵敏度极高，一般只需pmol-fmol样本。为避免核酸分子断裂，核酸质谱常用PCR和单碱基延伸扩增之后再行质谱检测。

质量分析器是分离不同质荷比离子的核心部件。核酸质谱常用飞行时间（time of flight，TOF）质量分析器，TOF原理是离子在间歇脉冲电场中被赋予动能，相同动能下不同离子m/z与速度平方成反比，即飞行时间越长，离子m/z越大。经MALDI电离的离子常带+1价电荷，导致质荷比较大，从而提高对质量分析器的要求。由于漂移管长度和分辨率限制，早期TOF质量分析器的效果不尽如人意。而离子延迟引出技术（delay extraction，DE）和离子反射技术的发明和应用解决了这一难题。目前常用TripleTOF 6600质谱仪可每秒采集50张质谱图，分辨率不低于40000，保证了质谱仪产出质量。TOF质量分析器在检测离子质荷比和分辨率有优势，核酸质谱分析一般使用MALDI-TOF作检测手段。

三、核酸质谱的操作流程

核酸质谱主要原理是基于基质辅助激光解吸附-电离飞行时间（MALDI-TOF MS）质谱技术。不同核酸分子通过在真空舱内电离后的飞行时间进行确定，然后确定分子量，最后在芯片上完成对核酸样本的SNP、InDel、CNV、基因融合和甲基化分析。

核酸质谱的操作流程包括：样本准备、样本检测和报告解读。

（一）样本准备

核酸质谱可与配套试剂用于对生命体来源（如血

液、体液、组织）样本中已知核苷酸的检测，全血、唾液、口腔黏膜脱落细胞、干血斑、活检组织、石蜡包埋组织和血浆游离DNA等各种来源的核酸样本，只需准备总量在1~10 ng微量DNA样本。

（二）样本检测

1.多重PCR扩增

通过多重PCR引物对含待检SNP的目标片段进行扩增。

2.去dNTPs反应

加入虾碱性磷酸酶（SAP）去除反应液中的dNTPs。

3.单碱基延伸

加入特异性单碱基延伸引物，在SNP位点上延伸1个碱基，使含有不同等位基因的PCR产物间只有单个碱基差异。

4.共结晶

单碱基延伸产物转板上机，经树脂脱盐，自动点样在芯片基质上，形成共结晶。

5.解吸附-电离

共结晶在质谱仪的真空管内经强激光激发，核酸分子解吸附为离子。

6.质谱飞行

带正电的单电荷离子在真空管中加速向高度灵敏检测器飞去。电场中离子飞行时间与离子质量成正比，离子质量越小就越快到达检测器。因此可通过飞行时间，把不同质量的离子区分开。

7.数据分析

检测器将信号转化为可视峰图，每一种基因型具有特定质量，软件自动分析对应的碱基类型，得到最后结果。

（三）报告解读

核酸质谱的数据报告解读依托于核酸质谱配套软件，原始数据储存于数据库中，可随时调取进行数据分析。核酸质谱报告常包含检测信息、基因位点检测结果和基因位点解析。

1.检测信息

检测信息主要包含姓名、年龄、性别、病历号、条形码编号（每个项是唯一的项目编号）、项目类型、样本类型及联系方式等。

2.基因位点检测结果

以甲状腺4基因组织检测为例，主要信息包含甲状腺4个基因的信息：基因名称、核苷酸变化、氨基酸变化以及阴/阳性。

3.基因位点解析

基因位点解析主要包括基因位点突变、位点解析、良恶性辅助判断、预后评估以及核酸质谱峰图等。

四、核酸质谱在肿瘤防治中的应用

核酸质谱具有通量高、准确度高和灵活性高、检测周期短及成本低等诸多优势，近年在临床中应用也快速发展，核酸质谱以"多、快、好、省、灵活"优势，决定它特别适合复杂和多靶标疾病的分子诊断，目前主要用于出生遗传缺陷、肿瘤、药物基因组、病原体多联检和耐药检测等。从检测和分析内容看，核酸质谱可进行ctDNA的基因型分析（genotyping）、基因突变检测（mutation detection）、DNA甲基化（DNA methylation）、基因表达（gene expression）、拷贝数差异（copy number variation，CNV）和单倍体序列差异（haploid sequence variation，HSV）等多项检测与分析。

在肿瘤中的应用主要围绕肿瘤早诊早筛、诊断和分型、用药指导及伴随诊断、复发跟踪和预后判断等。针对肿瘤的防治诊断，已有一系列产品化的应用，在肿瘤早筛中已有相关检测产品应用，如肿瘤易感基因BRCA1、甲状腺癌突变基因BRAF、RET、TP53、TERT等及相关肿瘤遗传性乳腺癌、卵巢癌等。如女性高发21项肿瘤风险基因检测、男性高发18项肿瘤风险基因检测、非小细胞肺癌、结直肠癌伴随诊断、化疗和靶向用药指导、乳腺结节良恶性鉴别、乳腺癌早筛等检测项目。

目前，也有核酸质谱用于液体活检，对肿瘤进行早期检测等。如2020年，广州多家机构研究人员测试了尿液DNA甲基化测定对膀胱癌早期检测和复发监测的应用。测试结果显示，应用核酸质谱对尿液DNA甲基化检测可有效区分膀胱癌患者。这种基于核酸质谱的尿液DNA甲基化检测新方法用于膀胱癌的早期肿瘤、微小病变、残留肿瘤检测和监测是一种快速、高通量、无创的可靠方法，可减轻膀胱镜检查和盲目二次手术的负担。

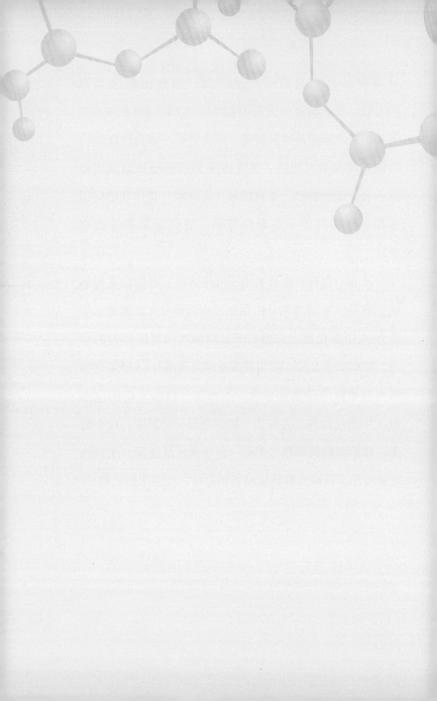

第七章

其他基因检测新技术

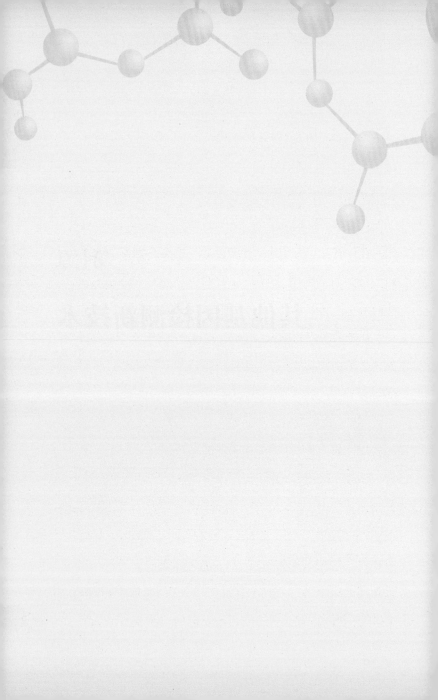

一、三代基因测序技术

(一) 三代基因测序技术概述

第三代测序技术根据原理不同主要分为两大技术阵营：第一大阵营是单分子荧光测序，代表性技术为PacBio的SMRT技术，应用了边合成边测序的策略，并以SMRT芯片为测序载体。第二大阵营为纳米孔测序，代表性技术为Oxford Nanopore的新型纳米孔测序（nanopore sequencing）技术，是一种基于电信号而不是光信号的测序技术。

在基因组结构变异、全长mRNA可变剪接体检测及表观甲基化检测等应用领域，给了三代测序广阔的发挥空间。

(二) 三代测序技术原理

1.PacBio SMRT测序技术原理

SMRT技术原理是单分子测序，本质上是采用四色荧光标记的dNTP和ZMW孔完成对单个DNA分子测序。每个ZMW孔中，单个DNA分子模板与引物结合，再与DNA聚合酶结合后，被固定到ZMW孔底部。加入四色荧光标记的dNTP，DNA合成开始，连接上的dNTP会由于碱基配对在ZMW底部停留较长时间，激发后发出对应荧光信号被识别，返回荧光信号会形成一个特殊脉冲波。另一方面由于荧光信号连接在dNTP的磷酸基团上，当上一个dNTP合成后，磷酸基团自动脱落，保证检测的连续性，提高检测速度，每秒钟合成10个碱基速度，实现了实时检测。

2.Oxford Nanopore纳米孔测序技术原理

在充满了电解液的纳米级小孔两端加上一定电压（一般为100~120 mV），便很容易地测量通过此纳米孔的电流强度。纳米孔直径（约2.6 nm）只能容纳一个核苷酸通过。在核苷酸通过时，纳米孔被核苷酸阻断，通过电流强度随之变弱。4种核苷酸碱基空间构象不同，在通过纳米孔时，被减弱的电流强度变化程度也不同。检测电流强度变化，即可判断通过纳米孔的核苷酸种类，这就实现了实时测序。

（三）三代测序技术方法和操作流程

1.PacBio SMRT测序技术

PacBio SMRT的测序文库是经典的"哑铃型"环状结构，中间是插入片段，两端分别是茎环结构接头。这种"哑铃型"文库是三代文库设计的最大亮点，环状的文库设计完美地契合了PacBio三代超长读长（平均读长

10~12 kb）的测序优势。文库构建流程：将基因组DNA打断破碎成大片段（通常是20 kb左右）；末端修复；接头连接；片段筛选；杂交测序引物；DNA聚合酶绑定，SMRT cell DNA文库制备完成。

注意：整个文库构建过程不经过PCR。

2.Oxford Nanopore纳米孔测序技术

Nanopore纳米孔测序的实验流程按照Oxford Nanopore Technologies（ONT）提供的标准步骤执行。主要步骤为：提取样本基因组DNA，检测DNA纯度、浓度和完整性，保障合格样品进入实验；利用gTube将基因组DNA打断成平均8 kb左右；DNA损伤修复和末端修复，磁珠纯化；接头连接，磁珠纯化；文库定量与混池；测序接头连接；上机测序。

（四）三代测序技术优势和局限性

1.技术优势

（1）超快测序速度。

（2）超长测序读长。

（3）超高准确度：测序深度达到30×时，准确度达到99.999%（Q50）。

（4）均一覆盖度：无PCR扩增偏好性和GC偏好性。

（5）直接检测碱基修饰：在基因组测序同时直接检测碱基修饰，如可测甲基化的DNA序列。

（6）超低样本量：DNA起始量降低10倍。

2.技术局限性

（1）对单碱基，三代测序准确性较差。

（2）三代测序整体成本比较高。

二、单细胞测序技术

（一）单细胞测序技术概述

继"人类基因组计划"后，群体和个体基因组都得到前所未有发展，但在细胞层面，相同基因组的同类型细胞、癌细胞及癌旁细胞的异质性和微环境等问题仍无法回答。因此，需要新的高通量测序技术，准确揭示单细胞表达模式，实现单细胞水平基因表达分析。单细胞测序技术核心是单细胞分离制备、遗传物质提取扩增及高通量测序。高通量单细胞分离技术主要有微孔芯片技术和微流控技术。单细胞测序平台的扩增技术主要有单细胞全基因组扩增和单细胞转录组扩增。单细胞测序技术优势体现在单细胞水平上进行更多样化研究。但单细胞建库门槛较高，其测序读长相对较短，对样品的细胞活性和数量的要求较高，因此基因组拷贝数变异

（CNV）、短的插入缺失（InDel，50bp）的检测仍具很大局限性。

（二）单细胞测序技术原理

单细胞测序包含3大核心技术：单细胞分离制备、遗传物质提取扩增及其高通量测序。

1.传统单细胞分离技术

传统单细胞分离主要有：口吸管技术、显微操作法、激光显微切割和流式细胞法。

（1）口吸管技术，在显微镜下选择形态较好细胞，但对操作人员熟练度要求较高。

（2）显微操作法，通过手动/自动化办法实现单细胞获取。

（3）激光显微切割，可将组织内单一细胞或细胞群切割下来进行研究，但易被污染，且对细胞核酸损伤较大。

（4）流式细胞术能对鞘液包裹的单细胞实现散射光和荧光检测，该技术能很好实现大量细胞及复杂样本分选，且精度高、通量大。但该技术影响细胞活性，同时要求细胞数量多。

2.新型高通量单细胞分离技术

目前新型高通量单细胞分离技术主要有微孔芯片技

术和微流控技术。

（1）微孔芯片技术将细胞悬液中单细胞分离至微孔中，同时用有条形码的磁珠捕获RNA片段，实现单细胞高通量标记，以便后续PCR定量或测序。

（2）微流控技术通过利用重力离心、流体力学、电场力等来捕获细胞。集细胞的捕获、培养、裂解及后续的检测分析于一体，实现高通量、自动化和集成化。

3.单细胞测序平台的扩增技术

单细胞测序平台的扩增技术主要分为：单细胞全基因组扩增和单细胞转录组扩增。

（1）单细胞全基因组扩增（WGA）是将单个细胞得到的微量基因组DNA进行高效扩增，从而获得高覆盖度的单细胞基因。

（2）单细胞转录组扩增将单个细胞内的mRNA逆转录成cDNA再行扩增，得到单个细胞内所有mRNA总表达量，依其反映该细胞总体特征。目前单细胞转录组测序技术主要包括：Smart-seq、CEL-Seq、Quartz-Seq、Drop-seq、InDrop-seq、Smart-seq2等。

（三）单细胞测序技术方法及操作流程

单细胞测序技术方法包括单细胞转录组测序、单细胞免疫组测序、单细胞 ATAC 测序、细胞 ATAC+mRNA 测序、CITE-seq、单细胞全基因组测序、细胞表观基因组、单细胞蛋白组等。

操作流程以 Drop-seq 为例，利用微流体装置将带有条形码的微珠和细胞一起装入微小液滴，后者沿槽道流动。条形码附着到每个细胞的一些基因上，因此可一次测序所有基因，追踪每个基因的来源细胞。

（四）技术优势及局限性

单细胞测序技术可顺利在单细胞水平上进行更多样化研究。但其测序读长相对较短，因此基因组拷贝数变异（CNV）、短的插入缺失（InDel，50 bp）的检测仍具很大局限性。

单细胞测序技术在转化应用上的难点主要表现为设备依赖和时效性的矛盾。一方面，单细胞捕获和建库流程完全依赖特定设备导致单细胞建库门槛较高。另一方面，单细胞测序对样品的细胞活性和数量都有比较高的要求，需要样品离体时间不能过长，有一定新鲜度，且不能冷冻保藏，因此对样品处理时效性提出了极高挑战。目前常用标准生信分析流程能对单细胞转录组测序数据进行基础分析，但还无法胜任复杂分析工作，这就需要大量高端人才的投入。

三、NanoString技术

NanoString是新一代基因表达谱和蛋白检测平台，利用分子条形码直接对基因和蛋白表达进行多重计数。NanoString在一个体系中可进行多种颜色条码探针和特异性序列的杂交反应，NanoString无须使用酶，也无须逆转录或PCR扩增，可以进行多重核酸定量，具有极高灵敏度和精确度。NanoString最新开发的数字空间分析技术（DSP），是通过将组织病理学、免疫学与分子技术相整合，获得多个特定目标区域中基因和蛋白原位表达信息，实现对冰冻组织或石蜡组织切片上基因和蛋白信息的原位检测，被称为生物GPS定位平台。

（一）技术概述

NanoString是近年发展的基因表达谱和蛋白检测新平台，是新一代多重核酸定量技术，利用分子条形码直接对基因和蛋白表达进行多重计数。NanoString在一个体系中可进行多种颜色条码探针和特异性序列的杂交反应，最后直接以数字化输出形式读取定量结果，具有极高灵敏度和精确度。

（二）技术原理

NanoString技术是基于核酸分子与探针杂交后，对探针上颜色分子条形码标记直接探测、计数而实现多重定量的检测技术。其核心技术原理包括分子条形码技术和单分子成像数字计数技术。

1.NanoString分子条形码技术

在 NanoString 杂交反应体系中，针对每一目标mRNA分子设计一对分子探针，每对探针包括一个在5'端载有颜色条形码（color barcode）标记的35~50 bp的报告探针和一个在3'端载有生物素35~50 bp捕获探针。在一个标本中可同时检测约八百个不同条码即约八百种不同的目标mRNA序列。

2.NanoString单分子成像技术

单分子成像指对反应体系中各特异mRNA目标分子进行直接绝对数字计数。样品探针混合物杂交完成后，所有杂交信号以同一方向位于同一成像平面上，进而可由数字成像分析系统对样本板上报告荧光信号进行扫描、处理图片信息及数字计数。图片信息处理中，每一特异颜色条形码标记的探针信号将对应一个特异mRNA序列，从而实现对多种特异mRNA序列的绝对计数。

（三）操作流程

NanoString最新开发的数字空间分析技术（DSP），是通过将组织病理学、免疫学与分子技术相整合获得多个特定目标区域中基因和蛋白原位表达信息，实现对冰冻组织或石蜡组织切片上基因和蛋白信息的原位检测，也被称为生物GPS定位平台。DSP技术允许在切片中选择ROI（region of interest）区域，研究者可预先挑选自己感兴趣区域，再行后续研究。具体流程包括切片准备、区域圈选、UV照射切割、标签收集、表达定量。

（四）NanoString技术优势和局限性

1.技术优势

（1）基于条形码标记探针杂交和数字化检测计数的NanoString有助于对RNA表达及DNA拷贝数进行简便、准确的多重定量。

（2）NanoString无须使用酶，也无须逆转录或PCR扩增等过程，可进一步减少误差产生。该检测自动化程度高，标本来源多样化，标本量要求少。

（3）基于NanoString，可实现组织原位基因/蛋白定量，研究肿瘤分子异质性有技术优势。

2.技术局限性

（1）该技术实验成本高，且探针设计和合成耗时长，标准化程度不高。

（2）已有的基因/蛋白Panel存在物种限制。

（3）检测基因/蛋白信息未能实现全基因组定量。

四、空间转录组技术

空间转录组技术利用高通量测序测序和DNA条形码技术结合，获得转录组和蛋白组学信息同时获得空间信息，可实现更高样品通量和成本效益，甚至在单细胞水平实现，可研究空间水平上不同细胞器蛋白质组学及蛋白质与蛋白质互作网络。

（一）技术概述

单细胞转录组测序（scRNA-seq）提供了一个全新视角来了解不同类型细胞的分子多样性及其不同转录状态。该技术能绘制构成多细胞生物组织器官中的细胞功能清单，在生理、形态和解剖背景及空间结构中绘制细胞图谱，全面原位转录分析，以了解复杂的生物系统如何运作。空间组学技术依据通量分为两类：低通量包括微解剖基因表达技术、原位杂交技术和原位测序技术；高通量为基于空间条形码的技术，包括10×Visium、DSP

技术、STOmics等。

（二）技术原理

1.10×Visium

10×Visium技术流程包括样品制备、染色成像、探针孵育杂交、探针连接、空间位置标记、建库、测序及数据可视化等。原理是将HE染色后的冰冻组织切片覆盖在芯片上并成像，芯片上分布大量点（每个点含有数百万条探针），组织透化后释放出的mRNA被芯片上的捕获探针捕获并标记，再经过RT、cDNA扩增和文库构建后进行高通量测序，最后将数据回归到组织中实现整体组织的全局检测。

2.DSP技术

一种专门针对肿瘤免疫和肿瘤微环境设计的空间多靶标技术，该技术根据肿瘤微环境的各种免疫相关蛋白标记物的数量和空间分布的变化，选择性分析感兴趣区域（region of interest，ROI），在抗体或RNA上偶联DNA Oligo，每个DNA Oligo对应一个靶标，当抗体或RNA与组织上的靶标结合后，DSP利用激光切断DNA Oligo与抗体或RNA间的连接物，从而释放出DNA Oligo进行下一步定量。

3.STOmics时空转录组

基于DNA纳米球技术（DNANano Ball，DNB），可以实现同一样本在组织、细胞、亚细胞、分子"四尺度"同时进行空间转录组分析。该技术通过时空芯片捕获组织中的mRNA，并通过空间条形码（Coordinate ID，CID）还原回空间位置，实现组织原位测序。

4.DBiT-seq技术

基于微流体条码标记的空间多组学测序技术（DBiT-seq技术）的原理是利用微流控芯片技术，对切片组织进行编码，通过在组织中使用确定性条形码进行空间组测序，从而实现在切片组织中共同绘制mRNA和蛋白质定位。

5.Apex-Seq技术

抗坏血酸过氧化物酶（APEX）是一个可在活细胞中基于邻近反应对蛋白质和核酸进行标记的工具酶，可催化生物素苯酚的氧化而产生生物素苯酚自由基，苯酚自由基可以修饰在邻近蛋白的侧链上从而实现蛋白的生物素标记，对纯化标记后的RNA使用链霉亲和素珠进行分离并进行RNA测序，可从活细胞评估单个细胞结构域内的整个转录组。

（三）技术方法及技术操作流程

1.ST技术

（1）样本检测：收集十张冷冻切片于无酶管中进行RNA提取，要求RNA的RIN值大于7。

（2）组织优化：首先要根据透化时间进行组织优化。

（3）文库构建及测序：文库构建所需的空间基因表达芯片包含2个/4个捕获区域。

2.DSP技术

（1）多靶标抗体染色。

（2）根据荧光抗体染色图像挑选感兴趣的区域。

（3）对每个RIO进行UV照射，切割下Oligo。

（4）毛细管吸取仅限于RIO的Oligo。

（5）吸取的Oligo转移至96孔板中。

（6）步骤3—5会重复直至所有ROI的Oligo都收集完毕。

（7）收取完毕后，在NanoString生物技术的nCounter上进行定量。

3.STOmics时空转录组

（1）样本处理及质检：对目标组织样本进行冷冻和

OCT包埋，并进行切片及RNA质量评估。

（2）切片及贴片：对OCT包埋的样本进行切片，再将切片贴到时空芯片表面。

（3）组织透化：将铺贴到芯片上的组织进行切片固定和渗透。

（4）文库制备及测序：cDNA合成后构建测序文库。

（5）高通量测序仪完成测序。

4.DBiT-seq技术

（1）组织切片制备、优化后固定放置在载玻片上。

（2）向组织切片添加DNA抗体偶联物的混合物（ADTs）。

（3）将1片PDMS材质的空间转录芯片覆盖在组织切片上，然后放置于空间转录夹具，整个微流控装置采用负压进样，给切片组织标记条码A1，A2…A50，Am和ADTs。

（4）将前一步的PDMS空间转录芯片取下，更换新的1片PDMS材质的空间转录芯片，进样方向与上一步垂直，给切片组织标记条码B1，B2…B50，Bn和ADTs。

（5）组织成像后，提取并收集组织中cDNA，用NGS或其他技术进行高通量测序。

5.Apex-Seq技术

通过基因编码过氧化氢酶APEX$_2$在H$_2$O$_2$催化1分钟后，直接在活细胞对指定区域RNA行高精度生物素标记，然后用链亲和素修饰磁珠对标记RNA富集后进行高深度测序。

（四）技术优势及局限性

ST技术优势是可获空间维度的转录本分布信息，局限性是无法做到单细胞的分辨率。

DSP技术优势是可达单细胞水平，整个操作过程与样本无接触无损伤，同一样本可重复使用。局限性为使用灵活性较低，抗体和探针设计只针对肿瘤免疫学和神经科学应用。

STOmics时空转录组的优势是亚细胞级的分辨率、厘米级的视野、高灵敏度、最小bin空间和高bin-to-bin重现性，可迅速提高样本通量，并在短时间内系统分析数百个来自同一组织的连续切片。

DBiT-seq技术优势是不需复杂成像技术，而是利用高通量测序NGS和DNA条形码技术获得转录组和蛋白组学信息同时获得空间信息，可实现更高样品通量和成本效益，适用样本广泛，包括新鲜组织、冰冻组织、

FFPE样本。局限性是条形码探针为基础的技术在分辨率、每个bin基因/转录物平均数目及多个bin间捕获率之间未达到平衡。

Apex-Seq技术，优势是可在空间水平上表明不同细胞器蛋白质组学及蛋白质与蛋白质互作网络，局限性是需要重组技术，所以不适于正常组织，可广泛用于哺乳动物细胞中，但对微生物、生物素-苯酚底物的标记效率较低。

五、Olink蛋白质组学技术

Olink蛋白质组学技术利用免疫学反应原理，针对每个待检蛋白设计一对抗体，抗体上偶联有特定的DNA单链，基于邻位延伸分析技术（proximity extension assay，PEA），将蛋白质定量转换为DNA定量，最后利用qPCR或NGS测序进行定量检测。该技术通过不同探针，可同时准确、快速检测上千种蛋白质，具有高特异性、高灵敏性及高通量等优势。

（一）技术概述

为使蛋白组学在临床与制药中发挥潜力，对蛋白质检测平台的重现性、验证性、敏感性、高通量及特异性提出了更高要求。基于邻位延伸分析技术的Olink蛋白质组学技术就能解决这个问题。

（二）技术原理与质控

Olink技术的根本原理是免疫学反应。针对每个待检蛋白设计一对抗体，抗体上偶联有特定的DNA单链，当这对抗体结合目标蛋白后，处于邻位的两条DNA单链可互补结合并经酶延伸形成双链DNA模板，巧妙地将蛋白质定量转换为DNA定量，最后利用qPCR或NGS测序进行定量检测。该技术通过不同探针，可同时准确、快速检测上千种蛋白质。

（三）技术优势与局限性

1.技术优势

（1）高特异性：Olink基于专利PEA方法，其设计的抗体对只有同时特异性结合到目标蛋白上，才能在尾端互补形成双链。

（2）高灵敏性：Olink蛋白质组具超高灵敏度，可至fg级别。

（3）高通量分析：Olink基于高通量测序及成熟qP-CR平台，可实现一个样本上千蛋白检测。

（4）易测样本：Olink蛋白质组技术仅需微量样本，除血液样本外，对尿液、唾液、脑脊液等多种样本均

142

适用。

2.技术局限性

PEA 只能实现蛋白质的靶向定量，检测通量受制于设计好的蛋白抗体库容量。成本也不菲。

六、肿瘤微生物检测技术

（一）技术概述

不同于高微生物生物量的肠道菌群，肿瘤组织内的微生物生物量相对较低，且肿瘤宿主与细菌 DNA 比率很高，与之对应的培养方法也未知，加上容易受外部污染，长期以来表征肿瘤微生物群一直是挑战。

最近出现的优化升级版 16S 测序–5R 16S 测序，即对 16S rRNA 基因上的五个区域（V2、V3、V5、V6、V8）进行多重 PCR 扩增和测序。与 V3V4 区扩增策略相比，此法扩增出的区域覆盖约68%的 16S 全长序列，可大幅提高细菌物种检测的覆盖率和分辨率，尤其适于低生物量的微生物样本检测。

（二）技术原理

为表征肿瘤内微生物组，使用多重 16S rDNA 测序方案，16S rDNA 是原核生物编码核糖体30S 小亚基组分的基因，全长 1500 bp 左右，包括9个可变区（V1—V9）

和10个保守区。被认为是目前最适于细菌系统发育和分类鉴定的金标准。

5R 16S测序检测5个可变区（V2、V3、V5、V6和V8），利用PCR反应在待测片段两端加上接头，只需要两轮PCR和纯化就可得到目标文库。用不同颜色的荧光标记四种不同的dNTP，当DNA聚合酶合成互补链时，每添加一种dNTP就会释放出不同的荧光，根据捕捉的荧光信号并经过特定的计算机软件处理，从而获得待测DNA的序列信息。专门增加污染菌过滤流程，去除来自样本采集、DNA提取、PCR扩增等环节中引入的污染菌（阴性对照数据）。基于过滤后的菌群数据，开展组内和组间的菌群多样性分析、差异菌群鉴定。

（三）技术方法及操作流程

1.样本采集及DNA提取

肿瘤微生物的样本根据不同实验分组采集病灶区和癌旁组织等位置，采样方法需与阴性对照一致。从收集样本中分离DNA，尽量减少DNA损失并避免潜在污染物。

2.PCR扩增及文库构建

对5R 16S测序检测的5个可变区设计引物行多重

PCR扩增。第一轮PCR：利用带有barcode序列的通用引物扩增目标序列，得到DNA产物；第二轮PCR法：通过二轮PCR将带有二代测序所需接头引物（adapter）引入产物两侧，得到扩增子文库。

3.测序

新一代NGS技术是将基因组DNA直接进行片段化或直接用引物扩增目的片段形成短DNA分子，再将短片段化的DNA连接上通用接头。随后经过扩增、纯化后得到完整测序文库，使用Illumina平台NovaSeq6000测序平台进行测序。

4.数据质控

测序下机的Raw Data进行质控，5R 16S各高变区之间有"gap"不需要拼接；5R 16S测序下机数据需使用"SMRUF+TMB（去污染）"流程获取物种丰度和注释表后进行数据分析。

5.数据分析

微生物组的数据分析可精简成三个操作：两次降维和一次可视化。

第一次降维处理，从原始下机数据转变为特征表，将原始下机序列降维3~4个数量级。

第二次降维处理，将特征表转换为多样性和差异特征，再将序列降维2个数量级。

最后一次处理进行可视化，将降维后的数据以形象化的图表呈现（菌群alpha/beta多样性、差异菌群分析、菌群标志物预测能力评估、菌群基因功能预测）。

（四）技术优势和局限性

1. 5R 16S测序技术优势

（1）有利于低微生物量样本中菌群检测。

（2）比传统V3V4测序更准确，在菌种鉴定也更丰富。

（3）能检测一定降解样本中菌群（如FFPE）。

2. 5R 16S技术局限性

（1）种水平物种注释率低。

（2）分析功能信息，对应关系等，受限于已有数据库。

（3）需严格设置空白对照。

第八章

基因检测实验室建设通用原则

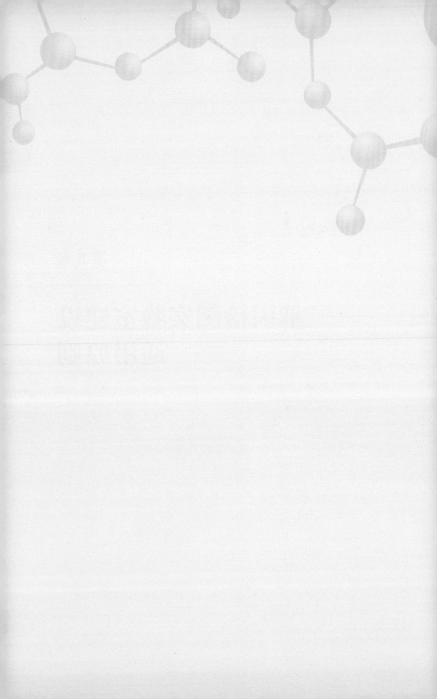

基因检测是精准医疗的基石，是医生为受检者提供疾病遗传咨询、疗效评估、预后预测和复发监测等全流程管理方案的重要抓手，为指导临床治疗决策及个性化药物筛选提供证据支撑。精确诊断是精准治疗的依据，质量控制是精确诊断的保障，规范的基因检测实验室建设和管理是质量控制的关键。本章将重点介绍基因检测实验室质量管理体系建设的通用原则。

一、基因检测实验室质量管理体系建设

基因检测实验室负责人应建立并实施保障基因检测全流程科学高效运行的质量管理体系，并在运行中持续改进。包括建立质量方针；制定质量目标；明确人员的职责、权限和相互关系；建立有效沟通渠道；任命质量负责人及技术负责人，质量负责人负责质量管理体系的有效运行；技术负责人全面负责业务和技术运作；确保开展检验前、检验和检验后工作有充足的资源，保障在遵循国家法律法规的前提下满足客户需求。

（一）体系文件

质量管理体系的运行需要体系文件做支撑。体系文件是将有关的规章制度、标准、规程、程序、记录表格等经过系统的编订、分层、编号、命名而成，以实现质

量方针和目标。

体系文件是指导和规范实验室活动的依据，包括内部文件和外部文件。内部文件指实验室内部编制、发布的文件，包括质量手册、程序文件、作业指导书、质量和技术活动计划文件、质量和技术活动记录表格等。外部文件包括法律法规、行业标准、规范等。实验室应以清单罗列所有的体系文件。

质量体系运行过程中必须做到：①实验室所有活动在体系文件指导下实施，保证对检测过程中各个环节以及结果有效控制；②要有明确的标准及适当的方法，同时建立内部及外部质量控制程序以确保检测结果的可靠性和可比性；③确保有合适的人员、场地、仪器、设备、试剂、环境及信息系统支撑实验室运行并对以上环节进行评估和监控；④出现失控事件时能及时识别、处理并做到持续改进。

（二）检测项目申请

基因检测实验室应制定标准规范的检测申请单便于检测的申请。申请者应在申请单上提供患者的基本一般信息、简要病史及辅助检查结果。申请单应明确该项检测所需的样本信息，检测方法、检查周期、非预期结果等。申请者需要根据以上信息对患者做充分的知情同意并签署知情同意书。

（三）外部服务管理

实验室应对提供仪器设备、试剂耗材的供应商和提供技术服务或维修的服务单位的资质、信誉、质量保证及售后服务等各方面能力进行评价和验收，保障实验室正常运行。

（四）咨询和投诉管理

基因检测实验室应提供必要的咨询服务并应及时处理收到的投诉。

对检测前咨询的解答应客观公正并做到知情同意。对检测后结果的解释要科学客观，同时做到隐私保密，适度告知。对于投诉，实验室应认真处理并制定、实施纠正和预防措施，并及时将结果反馈给投诉对象，相关记录应及时存档。

（五）质量管理体系的有效运行及持续改进

为保证质量管理体系有效运行及持续改进，实验室应计划并实施自查和接受外部督查。自查的具体事项包括项目申请、样本及临床适用性的评审；内部及外部人员的意见反馈及实验室的处理及改进措施。外部督查包括医院、监管部门以及卫生和安全检查。

自查及督查核心功能是识别失控事件或相关风险因素。失控事件即对检测结果产生不良影响的任何事件。实验室要及时识别、纠正并预防失控事件的发生，质量负责人对事件的程度分级并分析原因，技术负责人对严重失控事件采取应急措施，提出并实施纠正措施。实验室采取计划、实施、检查、整改的持续改进循环模式保证质量管理体系的有效运行，失控事件处理应及时记录并存档。

二、基因检测实验室建设关键质控环节

（一）人员

实验室人员应有专业相关的教育经历、学科背景及相应的岗位资质，并获得岗位授权。实验室应建立人员档案，并制定培训计划，定期对人员进行再培训和继续教育。对定期培训要有效果评价。

（二）场地、设施、环境

实验室建设应满足通风、清洁、温湿度等要求。PCR及测序实验室分区的一般原则："各区独立、注意风向、因地制宜、方便工作"。NGS实验室应为恒温恒湿，有独立的通风系统，各区域内通风换气＞10次/小

时，温度在 18~22 ℃，波动<2 ℃，湿度在 20%~60%。各区有明确标识及专有仪器设备和清洁用具等，人员和物流单向流动。测序仪宜配备减震垫。

1.实验室分区

一般 PCR 实验室需要有一个专用走廊及 4 个实验区域：试剂准备区、标本制备区、扩增区及产物分析区。NGS 实验室在此基础上增加打断区、文库制备区、文库扩增区、测序区。FISH 分区大致分为前处理区、杂交区、阅片及报告发放几个区域，如空间有限，可将几区合并，并做适当的隔断。

2.实验室安全管理

实验室安全包括生物、化学试剂、消防及数据信息安全管理。

基因检测实验室应参照二级生物安全实验室要求进行建设，所有的操作必须在生物安全柜内进行。化学试剂有明确的标识，标明生产（配制）时间、启用时间及失效时间、配制人等信息。危化品应双人双锁专仓保管，出入库要有严格审批。实验室应有明确的消防安全标识，具备完善的消防设施。

实验室必须有可以记录和保存实验过程及检测结果

数据的电子系统，按要求制定相应数据存储和使用的SOP。受检者信息及所有实验操作、问题处理过程均需及时记录保存以保证检测的准确性和问题的可溯性。实验过程及结果数据均应以适当的格式进行存储，存储时长应符合医疗卫生行业监管法规和数据的使用需要，实验记录及基因检测数据的存储均需≥15年。

对于重要及难以恢复的数据，应当建立数据副本。实验室应根据数据大小、类型、备份难易程度及实验室状况制定合适的数据备份周期。根据最小化权限的原则进行访问权限控制，及时关闭不需要的数据访问权限。数据使用时，对敏感信息予以区分和脱敏处理，使用后应及时解除关联。

实验室应对所有成员进行生物、消防及信息安全培训并考核。如发生安全意外，实验室负责人需及时处理并记录、分析，并在一个月之内向有关部门报告。

（三）仪器设备

建立仪器设备技术档案，制定并严格执行仪器设备的SOP，包括使用、维护保养和定期校准，并有校准合格的数据报告及证书，保证仪器设备处于正常运行状态。

仪器设备在使用前需经过3Q验证，包括IQ（安装确认）、OQ（运行确认）和PQ（性能确认）。简单仪器可以省略验证；一般仪器可以将IQ、OQ和PQ合并进行；精密仪器需严格独立执行3Q验证。

（四）试剂耗材

检测试剂使用应遵循国家《医疗器械监督管理条例》，使用经药械监管部门批准注册上市的试剂，任何批次的检测试剂在使用前应对其检测准确性和结果的可靠性进行确认。对临床诊疗必须而国内尚无同品种产品上市的体外诊断试剂，实验室按照国家LDT相关产品管理办法，进行研发和使用。LDT试剂需经过临床前分析性能确认。

分析性能确认至少包含精密度、准确度、分析敏感性、特异性、可报告范围。用于伴随诊断的检测试剂，还需要对临床有效性进行评价。对每种突变类型或样本类型进行分析性能确认时，所用的样本量需达到统计学意义。

（1）准确性：需同时选择阴性和阳性样本（宜包含弱阳性的样本），定量检测需要选择覆盖测量区间的样本，样本数≥20例，一般可接受为不能超过对照方法平均含量的3个标准差或者15%变异度，定性结果一致性宜大于90%。NGS或PCR检测中如遇到多个基因同时检测时，样本间可互为阴阳性参照。

（2）精确性：建议选择接近检测限的标准品，进行批次内和批次间重复检测。对于定性检测，判断结果的一致性，符合率应大于90%。对于定量检测，一般不能超过已知平均含量的3个标准差或者15%变异度。

（3）分析敏感性：即检测下限（limit of detection，LoD），将已知定值的标准品，用野生型的基因组稀释，设定突变类型的不同突变含量，100%检出的最低突变等位基因频率（mutant allele frequency，MAF）即为LoD，或者采用统计学分析来计算95%的LoD水平。

（4）分析特异性：是指能够检测出特定待测核酸的能力。需要评价同源或相似的可能存在交叉反应的核酸物质，以及干扰物质对检测的影响。

（5）可报告范围：是指当仪器、试剂或检测体系正常运行时的检测结果范围。NGS建议对不同的靶向基因区域质量值进行评价后确认可报告范围。

（6）临床评价：是确定检出的结果对疾病诊断或药物伴随诊断的能力，临床评价更强调实验结果与临床诊断或疗效的一致性。

（五）室内质控及室间质评

实验室应常规开展室内质控工作，包括合理选择阴性质控品、阳性质控品及其浓度，质控频率、质量控制方法和失控判断措施，以及相应的纠正措施及其效果评价，室内质控物尽可能接近患者样品且定期检验质控物。

实验室应定期参加室间质量评价（external quality assessment，EQA）或能力验证（prolificiency testing，PT），如国际上的 EMQN（欧洲）、国家临检中心（NCCL）和病理质控中心（PQCC）等 EQA 或 PT，来评估实验室的检测能力。EQA / PT 结果不合格或者实验室比对结果不符合者，应当分析原因，从而提出有效的纠正措施进行改正，防止同样的问题再次发生，实验室应保存 EQA / PT 相关记录。

（六）基因检测报告发放

基因检测报告发放应符合临床报告规范性，基因检测报告应包括以下几个要素。

（1）患者的一般信息。

（2）样本及检测一般信息。

（3）检测结果小结：一般位于首页，以NGS检测为例：包括致病性/疑似致病性胚系变异数量，具有明确临床意义和潜在临床意义变异的数量；TMB及MSI信息等。

（4）检测结果及解析：包括靶向用药指南推荐基因检测结果列表及对本次检测到的基因组变异结果汇总表；临床意义明确及潜在临床意义变异对应的靶向药物解析；基因组变异解析等。

（5）附录：包括质控信息，检测局限性说明，靶向药物治疗推荐重要基因的临床意义，基因检测列表，参考文献等。

相关的指南共识

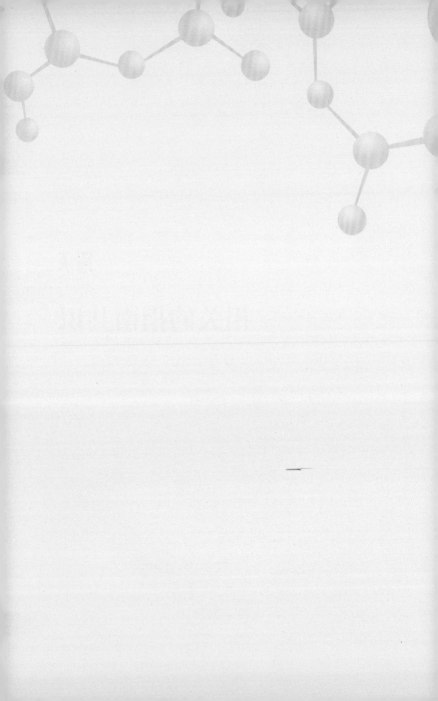

一、FISH 相关指南或共识

本节仅列出部分，但不限于下列国内外指南或共识。

1.《荧光原位杂交检测技术共识》编写组 . 荧光原位杂交检测技术共识 . 中华病理学杂志，2019，48（9）：677-681.

2.2021 结直肠癌分子标志物临床检测中国专家共识，中华胃肠外科杂志，2021，24（3）：191-197.

3.《乳腺癌 HER2 检测指南（2019 版）》编写组 . 乳腺癌 HER2 检测指南（2019 版）. 中华病理学杂志，2019，48（3）：169-175.

4.《胃癌 HER2 检测指南（2016 版）》专家组 . 胃癌 HER2 检测指南（2016 版）. 中华病理学杂志，2016，45（8）：528-532.

5.张绪超，陆舜，张力，等 . 中国间变性淋巴瘤激酶（ALK）阳性非小细胞肺癌诊疗指南 . 中华病理学杂志，2015，44（10）：696-703.

6.宗贝歌 . 美国临床肿瘤学会/美国病理学家学会：2013年最新版 HER-2 检测指南 . 中华乳腺病杂志（电子版），2013，7（5）：393.

7.步宏，郑杰.美国临床肿瘤学会/美国病理学医师学院乳腺癌 HER2 检测指南简介.中华病理学杂志，2007，36（7）：496-497.

8.Wolff A C，Hammond M E H，Allison K H，et al. Human epidermal growth factor receptor 2 testing in breast cancer：American Society of Clinical Oncology/College of American Pathologists Clinical Practice Guideline Focused Update.J Clin Oncol，2018，36（20）：2105-2122.

9.Walker R A，Bartlett J M，Dowsett M，et al. HER2 testing in the UK：further update to recommendations. J Clin Pathol，2008，61（7）：818-824.

10.ACMG Section E9 of the American College of Medical Genetics technical standards and guidelines_ Fluorescence in situ hybridization. Genet Med，2011，13（7）：667-675.

二、PCR 相关指南或共识

本节仅列出部分，但不限于下列国内外指南或共识。

1.李金明，等.实时荧光 PCR 技术.第 2 版.北京：科学出版社，2016.

2. 李金明，等. 临床基因扩增检验技术. 北京：人民卫生出版社，2002.

3. 尚红，王毓三，申子瑜，等. 全国临床检验操作规程（第4版）. 北京：人民卫生出版社，2015.

三、NGS相关指南或共识

本节仅列出部分，但不限于下列国内外指南或共识。

1. 中华人民共和国国家卫生和计划生育委员会. 测序技术的个体化医学检测应用技术指南（试行）.

2. 中国抗癌协会（CACA，Chinese Anti-cancer Association）国际医疗与交流分会，中国医师协会肿瘤医师分会. 晚期乳腺癌基因检测热点问题中国专家共识（2021版）. 中华肿瘤杂志，2022，44（1）：60-67.

3. 中国抗癌协会肿瘤靶向治疗专业委员会. 结直肠癌分子检测高通量测序中国专家共识. 临床肿瘤学杂志，2021，26（3）：253-264.

4. 中国抗癌协会肉瘤专业委员会. 骨与软组织肿瘤二代测序中国专家共识（2021年版）. 中国肿瘤临床，2021，48（20）：1027-1035.

5. 中国临床肿瘤学会（CSCO，Chinese Society of

Clinical Oncology），非小细胞肺癌专家委员会. 二代测序技术在 NSCLC 中的临床应用中国专家共识（2020 版）. 中国肺癌杂志，23（9）：741-761.

6. 中国抗癌协会泌尿男生殖系肿瘤专业委员会，中国临床肿瘤学会（CSCO，Chinese Society of Clinical Oncology）前列腺癌专家委员会. 中国前列腺癌患者基因检测专家共识（2020 年版）. 中国癌症杂志，2020，30（7）：551-560.

7. 欧美同学会医师协会肝胆分会，中国研究型医院学会（CRHA，Chinese Research Hospital Association）分子诊断医学专业委员会，中国临床肿瘤学会肝癌专家委员会，中国预防医学学会肝胆胰疾病预防与控制专业委员会，亚太肝病诊疗技术联盟肝癌专业委员会. 肝胆肿瘤分子诊断临床应用专家共识. 肝癌电子杂志. 2020，7（1）：24-31.

8. 北京市临床检验中心，北京医学会检验医学分会，首都医科大学临床检验诊断学系，北京市医学检验质量控制和改进中心. 高通量测序技术临床规范化应用北京专家共识（第一版肿瘤部分）. 中华医学杂志. 2020，100（9）：648-659.

9.中国抗癌协会肿瘤标志专业委员会遗传性肿瘤标志物协作组，中国抗癌协会肿瘤病理专业委员会，分子病理协作组.肿瘤突变负荷检测及临床应用中国专家共识（2020年版）.中国癌症防治杂志，2020，12（5）：485-494.

10.中国临床肿瘤学会肿瘤标志物专家委员会，中国肿瘤驱动基因分析联盟.二代测序技术在肿瘤精准医学诊断中的应用专家共识.中华医学杂志，2018，98（26）：2057-2065.

11.GB/T 35537—2017高通量基因测序结果评价要求.中国标准质检出版社，2018.

12.二代测序临床报告解读专家组.二代测序临床报告解读指引.循证医学.2020，20（4）：194-202.

13.《临床分子病理实验室二代基因测序检测专家共识》编写组.临床分子病理实验室二代基因测序检测专家共识.中华病理学杂志，2017，46（3）：145-148.

14.王秋菊，沈亦平，陈少科，等（译）.美国医学遗传学与基因组学学会（ACMG，American College of Medical Genetics and Genomics）.遗传变异分类标准与指南.中国科学：生命科学，2017，47（6）：668-688.

15. CCMG，Canadian College of Medical Geneticists. Practice guidelines for BRCA1/2 tumour testing in ovarian cancer. J Med Genet，2022，7.

16. Mosele F，Remon J，Mateo J，et al. Recommendations for the use of next-generation sequencing（NGS）for patients with metastatic cancers：a report from the ESMO Precision Medicine Working Group - ScienceDirect. Annals of Oncology，2020.

17.（CSCO，Chinese Society of Clinical Oncology）. Application of next-generation sequencing technology to precision medicine in cancer：joint consensus of the Tumor Biomarker Committee of the Chinese Society of Clinical Oncology. Cancer Biol Med，2019，16（1）：189-204.

18. A Canadian guideline on the use of next-generation sequencing in oncology. Curr Oncol，2019，26（2）：e241-e254.

19. Li MM，Datto M，Duncavage EJ，et al. Standards and Guidelines for the Interpretation and Reporting of Sequence Variants in Cancer. The Journal of Molecular Diagnostics，2017，19（1）：4-23.

20.（JSP，Japanese Society of Pathology）. The Japanese Society of Pathology Practical Guidelines on the handling of pathological tissue samples for cancer genomic medicine. Pathol Int，2021，6.

21.（JSMO，Japanese Society of Medical Oncology），（JSCO，Japan Society of Clinical Oncology）. Clinical practice guidance for next-generation sequencing in cancer diagnosis and treatment（edition 2.1）. Int J Clin Oncol，2021，26（2）：233-283.

参考文献

1. Patrinos G P, Danielson P B, Ansorge W J. Chapter 1 – Molecular Diagnostics: Past, Present, and Future. Molecular Diagnostics（Third Edition）. Academic Press, 2017, 1-11.

2. Goodwin S, McPherson J D, McCombie W R. Coming of age: ten years of next-generation sequencing technologies. Nat Rev Genet, 2016, 17（6）: 333-351.

3. Goto Y, Akahori R, Yanagi I, et al. Solid-state nanopores towards single-molecule DNA sequencing. J Hum Genet, 2020, 65（1）: 69-77.

4. Hahn O, Fehlmann T, Zhang H, et al. CoolMPS for robust sequencing of single-nuclear RNAs captured by droplet-based method. Nucleic Acids Res, 2021, 49（2）: e11.

5. Watson J D, Crick F H. Molecular structure of nucleic acids; a structure for deoxyribose nucleic acid. Nature, 1953, 171（4356）: 737-738.

6. Khorana H G, Agarwal K L, Besmer P, et al. Total synthesis the structural gene for the precursor of a tyrosine

suppressor transfer RNA from Escherichia coli. 1. General introduction. J Biol Chem, 1976, 251 (3): 565-570.

7. Saiki R K, Scharf S, Faloona F, et al. Enzymatic amplification of beta-globin genomic sequences and restriction site analysis for diagnosis of sickle cell anemia. Science, 1985, 230 (4732): 1350-1354.

8. Krohn S, Böhm S, Engelmann C, et al. Application of qualitative and quantitative real-time PCR, direct sequencing, and terminal restriction fragment length polymorphism analysis for detection and identification of polymicrobial 16S rRNA genes in ascites. J Clin Microbiol, 2014, 52 (5): 1754-1757.

9. Vogelstein B, Kinzler K W. Digital PCR. Proc Natl Acad Sci U S A, 1999, 96 (16): 9236-9241.

10. Farrar J S, Wittwer C T. Extreme PCR: efficient and specific DNA amplification in 15-60 seconds. Clin Chem, 2015, 61 (1): 145-153.

11. Bolton L, Reiman A, Lucas K, et al. KRAS mutation analysis by PCR: a comparison of two methods. PLoS One, 2015, 10 (1): e0115672.

12. Surekha D，Sailaja K，Rao D N，et al. Association of CYP19 polymorphisms with breast cancer risk：A case-control study. J Nat Sci Biol Med，2014，5（2）：250-254.

13. Castellanos-Rizaldos E，Richardson K，Lin R，et al. Single-tube，highly parallel mutation enrichment in cancer gene panels by use of temperature-tolerant COLD-PCR. Clin Chem，2015，61（1）：267-277.

14.《医疗机构临床基因扩增检验实验室管理办法》，（卫办医政发〔2010〕194号），2010年12月6日.

15. 陈尚武，余俐. PCR技术在临床诊断学中的应用. 国外医学临床生物化学与检验学分册，1994，（1）：16-19.

16. 罗元辉，房殿春，鲁荣，等. 应用逆转录聚合酶链反应检测原发性肝癌患者外周血肿瘤细胞. 中华内科杂志，1998，（3）：24-26.

17. 刘伟，张亚历，周殿元. RIA和RT-PCR检测大肠癌患者CEA和CEAmRNA的比较. 胃肠病学和肝病学杂志，2000，（2）：100-102.

18. Slade M J，Smith B M，Sinnett H D，et al. Quantita-

tive polymerase chain reaction for the detection of micro-metastases in patients with breast cancer. J Clin Oncol, 1999, 17 (3): 870-879.

19. 樊代明.整合肿瘤学.基础卷.西安:世界图书出版西安有限公司, 2021.

20. 樊代明.整合肿瘤学.临床卷.北京:科学出版社, 2021.

21. 国家卫生健康委员会医政医管局.脑胶质瘤诊疗规范(2018年版).中华神经外科杂志, 2019, (3): 217-239.

22. Brat D J, Aldape K, Colman H, et al. cIMPACT-NOW update 5: recommended grading criteria and terminologies for IDH-mutant astrocytomas. Acta Neuropathol, 2020, 139 (3): 603-608.

23. Louis D N, Wesseling P, Aldape K, et al. cIMPACT-NOW update 6: new entity and diagnostic principle recommendations of the cIMPACT-Utrecht meeting on future CNS tumor classification and grading. Brain Pathol, 2020, 30 (4): 844-856.

24. Ellison D W, Aldape K D, Capper D, et al. cIM-

PACT-NOW update 7: advancing the molecular classification of ependymal tumors. Brain Pathol, 2020, 30 (5): 863-866.

25. 杨宝，姜涛.髓母细胞瘤相关遗传综合征的研究进展.中华神经外科杂志，2020，36（9）：970-972.

26. 张新颜，李建康，李伟，等.儿童髓母细胞瘤合并Gorlin-Goltz综合征八例.临床小儿外科杂志，2021，20（5）：409-414.

27. Franceschi E, Hofer S, Brandes A A, et al. EANO-EURACAN clinical practice guideline for diagnosis, treatment, and follow-up of post-pubertal and adult patients with medulloblastoma. Lancet Oncol, 2019, 20 (12): e715-e728.

28. Zhao C, Miao J, Shen G, et al. Anti-epidermal growth factor receptor（EGFR）monoclonal antibody combined with cisplatin and 5-fluorouracil in patients with metastatic nasopharyngeal carcinoma after radical radiotherapy: a multicentre, open-label, phase II clinical trial. Ann Oncol, 2019, 30 (4): 637-643.

29. Lee A W, Ng W T, Pan J J, et al. International guide-

line for the delineation of the clinical target volumes （CTV）for nasopharyngeal carcinoma. Radiother Oncol，2018，126（1）：25-36.

30. Afshar A R，Pekmezci M，Bloomer M M，et al. Next-Generation Sequencing of Retinoblastoma Identifies Pathogenic Alterations beyond RB1 Inactivation That Correlate with Aggressive Histopathologic Features. Ophthalmology，2020，127（6）：804-813.

31. 中华医学会眼科学分会眼底病学组，中华医学会儿科学分会眼科学组，中华医学会眼科学分会眼整形眼眶病学组.中国视网膜母细胞瘤诊断和治疗指南（2019年）.中华眼科杂志，2019，55（10）：726-738.

32. Li M，Dal Maso L，Vaccarella S. Global trends in thyroid cancer incidence and the impact of overdiagnosis. Lancet Diabetes Endocrinol，2020，8（6）：468-470.

33. Filetti S，Durante C，Hartl D，et al. Thyroid cancer：ESMO Clinical Practice Guidelines for diagnosis，treatment and follow-up. Ann Oncol，2019，30（12）：1856-1883.

34. Ceolin L, Duval M, Benini A F, et al. Medullary thyroid carcinoma beyond surgery: advances, challenges, and perspectives. Endocr Relat Cancer, 2019, 26 (9): 499-518.

35. Bible K C, Kebebew E, Brierley J, et al. 2021 American Thyroid Association Guidelines for Management of Patients with Anaplastic Thyroid Cancer. Thyroid, 2021, 31 (3): 337-386.

36. WHO Classification of Tumours Editorial Board. Breast Tumours: WHO Classification of Tumours. 5th Edition. International Agency for Research on Cancer (IARC), 2019.

37. Wild C P, Weiderpass E, Stewart B W. World Cancer Report: Cancer Research for Cancer Prevention. International Agency for Research on Cancer (IARC), 2020.

38. Burstein H J, Lacchetti C, Anderson H, et al. Adjuvant Endocrine Therapy for Women With Hormone Receptor-Positive Breast Cancer: ASCO Clinical Practice Guideline Focused Update. J Clin Oncol, 2019, 37

（5）：423-438.

39. Sparano J A，Gray R J，Ravdin P M，et al. Clinical and Genomic Risk to Guide the Use of Adjuvant Therapy for Breast Cancer. N Engl J Med，2019，380（25）：2395-2405.

40. Jiang Y Z，Ma D，Suo C，et al. Genomic and Transcriptomic Landscape of Triple-Negative Breast Cancers：Subtypes and Treatment Strategies. Cancer Cell，2019，35（3）：428-440，e425.

41. Zhao S，Ma D，Xiao Y，et al. Molecular Subtyping of Triple-Negative Breast Cancers by Immunohistochemistry：Molecular Basis and Clinical Relevance. Oncologist，2020，25（10）：e1481-e1491.

42. Jiang Y Z，Liu Y，Xiao Y，et al. Molecular subtyping and genomic profiling expand precision medicine in refractory metastatic triple -negative breast cancer：the FUTURE trial. Cell Res，2021，31（2）：178-186.

43. 《乳腺癌HER2检测指南（2019版）》编写组. 乳腺癌 HER2 检测指南（2019 版）. 中华病理学杂志，2019（3）：169-175.

44.《乳腺癌新辅助治疗的病理诊断专家共识》编写组.乳腺癌新辅助治疗的病理诊断专家共识（2020版）.中华病理学杂志，2020，49（4）：296-304.

45. WHO Classification of Tumours Editorial Board. Thoracic Tumours：WHO Classification of Tumours. 5th Edition. International Agency for Research on Cancer（IARC），2021.

46. Travis W D，Dacic S，Wistuba I，et al. IASLC Multidisciplinary Recommendations for Pathologic Assessment of Lung Cancer Resection Specimens After Neoadjuvant Therapy. J Thorac Oncol，2020，15（5）：709-740.

47.Borghaei H，Gettinger S，Vokes E E，et al. Five-Year Outcomes From the Randomized，Phase III Trials CheckMate 017 and 057：Nivolumab Versus Docetaxel in Previously Treated Non -Small-Cell Lung Cancer. J Clin Oncol，2021，39（7）：723-733.

48.中国抗癌协会胃癌专业委员会.胃癌诊治难点中国专家共识（2020版）.中国实用外科杂志，2020，40（8）：869-904.

49. 杜奕奇，蔡全才，廖专，等.中国早期胃癌筛查流程专家共识意见（草案，2017年，上海）.中华消化杂志，2018，38（2）：87-92.

50. Mishima S，Kawazoe A，Nakamura Y，et al. Clinico-pathological and molecular features of responders to niv-olumab for patients with advanced gastric cancer. J Im-munother Cancer，2019，7（1）：24.

51. Kim S T，Cristescu R，Bass A J，et al. Comprehensive molecular characterization of clinical responses to PD-1 inhibition in metastatic gastric cancer. Nat Med，2018，24（9）：1449-1458.

52. Yarchoan M，Hopkins A，Jaffee E M. Tumor Mutation-al Burden and Response Rate to PD-1 Inhibition. N Engl J Med，2017，377（25）：2500-2501.

53. Deguchi Y，Fukagawa T，Morita S，et al. Identifica-tion of risk factors for esophagojejunal anastomotic leak-age after gastric surgery. World J Surg，2012，36（7）：1617-1622.

54. Fan R，Papatheodoridis G，Sun J，et al. aMAP risk score predicts hepatocellular carcinoma development in

patients with chronic hepatitis. J Hepatol, 2020, 73 (6): 1368-1378.

55. Vogel A, Cervantes A, Chau I, et al. Hepatocellular carcinoma: ESMO Clinical Practice Guidelines for diagnosis, treatment and follow-up. Ann Oncol, 2018, 29 (Suppl 4): iv238-iv255.

56. Omata M, Cheng A L, Kokudo N, et al. Asia-Pacific clinical practice guidelines on the management of hepatocellular carcinoma: a 2017 update. Hepatol Int, 2017, 11 (4): 317-370.

57. Lei Z, Li J, Wu D, et al. Nomogram for Preoperative Estimation of Microvascular Invasion Risk in Hepatitis B Virus-Related Hepatocellular Carcinoma Within the Milan Criteria. JAMA Surg, 2016, 151 (4): 356-363.

58. 李斌, 刘辰, 姜小清. 胆囊癌规范化诊治专家共识 (2016). 中华肝胆外科杂志, 2016, 22 (11): 721-728.

59. Sharma A, Sharma K L, Gupta A, et al. Gallbladder cancer epidemiology, pathogenesis and molecular genetics: Recent update. World J Gastroenterol, 2017, 23

（22）：3978-3998.

60. Fakhri B，Lim K H. Molecular landscape and sub-classification of gastrointestinal cancers： a review of literature. J Gastrointest Oncol，2017，8（3）：379-386.

61. Wardell C P，Fujita M，Yamada T，et al. Genomic characterization of biliary tract cancers identifies driver genes and predisposing mutations. J Hepatol，2018，68（5）：959-969.

62. Schmidt M A，Marcano-Bonilla L，Roberts L R. Gallbladder cancer： epidemiology and genetic risk associations. Chin Clin Oncol，2019，8（4）：31.

63. Zhu Y，Zhang H，Chen N，et al. Diagnostic value of various liquid biopsy methods for pancreatic cancer： A systematic review and meta-analysis. Medicine（Baltimore），2020，99（3）：e18581.

64. Shindo K，Yu J，Suenaga M，et al. Deleterious Germ-Line Mutations in Patients With Apparently Sporadic Pancreatic Adenocarcinoma. J Clin Oncol，2017，35（30）：3382-3390.

65. Llach J，Carballal S，Moreira L. Familial Pancreatic

Cancer: Current Perspectives. Cancer Manag Res, 2020, 12: 743-758.

66. Liu X, Zhang Z H, Jiang F. Hepatitis B virus infection increases the risk of pancreatic cancer: a meta-analysis. Scand J Gastroenterol, 2021, 56 (3): 252-258.

67. 国家癌症中心中国结直肠癌筛查与早诊早治指南制定专家组. 中国结直肠癌筛查与早诊早治指南（2020，北京）. 中华肿瘤杂志, 2021, 43 (1): 16-38.

68. 中国临床肿瘤学会结直肠癌专家委员会，中国抗癌协会大肠癌专业委员会遗传学组，中国医师协会结直肠肿瘤专业委员会遗传专委会. 结直肠癌及其他相关实体瘤微卫星不稳定性检测中国专家共识. 中华肿瘤杂志, 2019, 41 (10): 734-741.

69. 中国临床肿瘤学会指南工作委员会. 中国临床肿瘤学会（CSCO）结直肠癌诊疗指南2020. 北京：人民卫生出版社, 2020.

70. Innocenti F, Ou F S, Qu X, et al. Mutational Analysis of Patients With Colorectal Cancer in CALGB/SWOG 80405 Identifies New Roles of Microsatellite Instability

and Tumor Mutational Burden for Patient Outcome. J Clin Oncol, 2019, 37 (14): 1217-1227.

72. Le D T, Kim T W, Van Cutsem E, et al. Phase II Open-Label Study of Pembrolizumab in Treatment-Refractory, Microsatellite Instability-High/Mismatch Repair-Deficient Metastatic Colorectal Cancer: KEYNOTE-164. J Clin Oncol, 2020, 38 (1): 11-19.

72. Wang F, Zhao Q, Wang Y N, et al. Evaluation of POLE and POLD1 Mutations as Biomarkers for Immunotherapy Outcomes Across Multiple Cancer Types. JAMA Oncol, 2019, 5 (10): 1504-1506.

73. 魏丽惠, 赵昀, 沈丹华, 等. 中国子宫颈癌筛查及异常管理相关问题专家共识（一）. 中国妇产科临床杂志, 2017, 18 (2): 190-192.

74. Rositch A F, Levinson K, Suneja G, et al. Epidemiology of Cervical Adenocarcinoma and Squamous Cell Carcinoma Among Women Living With Human Immunodeficiency Virus Compared With the General Population in the United States. Clin Infect Dis, 2022, 74 (5): 814-820.

75. WHO Classification of Tumours Editorial Board. Female Genital Tumours：WHO Classification of Tumours. 5th Edition. International Agency for Research on Cancer （IARC），2020.

76. Olawaiye A B，Baker T P，Washington M K， et al. The new （Version 9） American Joint Committee on Cancer tumor，node， metastasis staging for cervical cancer. CA Cancer J Clin，2021，71（4）：287-298.

77. Yuan Y，Cai X，Shen F，et al. HPV post-infection microenvironment and cervical cancer. Cancer Lett，2021，497：243-254.

78. Cohen P A，Jhingran A，Oaknin A，et al. Cervical cancer. Lancet，2019，393（10167）：169-182.

79. 国家卫生健康委办公厅关于印发宫颈癌筛查工作方案和乳腺癌筛查工作方案的通知《宫颈癌筛查工作方案》. http：//www. nhc. gov. cn/fys/s3581/202201/cad44d88acca4ae49 e12dab9176ae21c.shtmL.

80. Araldi R P，Sant'ana T A，Modolo D G，et al. The human papillomavirus （HPV） - related cancer biology: An overview. Biomed Pharmacother，2018，106：

1537-1556.

81. Hu Z, Ma D. The precision prevention and therapy of HPV-related cervical cancer: new concepts and clinical implications. Cancer Med, 2018, 7 (10): 5217-5236.

82. Tsakogiannis D, Gartzonika C, Levidiotou-Stefanou S, et al. Molecular approaches for HPV genotyping and HPV-DNA physical status. Expert Rev Mol Med, 2017, 19: e1.

83. Jing QB, Tong HX, Tang WJ, et al. Clinical Significance and Potential Regulatory Mechanisms of Serum Response Factor in 1118 Cases of Thyroid Cancer Based on Gene Chip and RNA-Sequencing Data. Med Sci Monit, 2020, 26: e919302.

84. Zhou J, Yu L, Gao X, et al. Plasma microRNA panel to diagnose hepatitis B virus-related hepatocellular carcinoma. J Clin Oncol, 2011, 29 (36): 4781-4788.

85. Li M, Guan X, Sun Y, et al. miR-92a family and their target genes in tumorigenesis and metastasis. Exp Cell Res, 2014, 323 (1): 1-6.

86. Wang J，Wang Q，Liu H，et al. MicroRNA expression and its implication for the diagnosis and therapeutic strategies of gastric cancer. Cancer Lett，2010，297（2）：137-143.

87. Kan T，Sato F，Ito T，et al. The miR-106b-25 polycistron，activated by genomic amplification，functions as an oncogene by suppressing p21 and Bim. Gastroenterology，2009，136（5）：1689-1700.

88. Zhang J，Bai R，Li M，et al. Excessive miR-25-3p maturation via N（6）-methyladenosine stimulated by cigarette smoke promotes pancreatic cancer progression. Nat Commun，2019，10（1）：1858.

89. 结直肠癌分子生物标志物检测专家共识. 中华病理学杂志，2018，47（4）：237-240.

90. Colorectal Cancer Expert Committee of Chinese Society of Clinical O. Consensus of Chinese experts on clinical detection of molecular markers of colorectal cancer. Zhonghua Wei Chang Wai Ke Za Zhi，2021，24（3）：191-197.

91. Benson A B，Venook A P，Al-Hawary M M，et al. Co-

lon Cancer, Version 2.2021, NCCN Clinical Practice Guidelines in Oncology. J Natl Compr Canc Netw, 2021, 19 (3): 329-359.

92. Messersmith W A. NCCN Guidelines Updates: Management of Metastatic Colorectal Cancer. J Natl Compr Canc Netw, 2019, 17 (5): 599-601.

93. 江涛. 中国肿瘤整合诊治指南——脑胶质瘤. 天津: 天津科学技术出版社, 2022.

94. Li S, Sun Y, Sun Y. A Comparative Study of Systems Pharmacology and Gene Chip Technology for Predicting Targets of a Traditional Chinese Medicine Formula in Primary Liver Cancer Treatment. Front Pharmacol, 2022, 13: 768862.

95. Yu J, Liu J, Ma C B, et al. Signal-On Electrochemical Detection for Drug-Resistant Hepatitis B Virus Mutants through Three-Way Junction Transduction and Exonuclease III-Assisted Catalyzed Hairpin Assembly. Anal Chem, 2022, 94 (2): 600-605.

96. 关莹. 多种肿瘤标志物蛋白芯片检测系统对恶性肿瘤的临床意义. 中国医药指南, 2021, 19: 1671-8194.

97. Wlodkowic D, Cooper J M. Tumors on chips: oncology meets microfluidics. Curr Opin Chem Biol, 2010, 14 (5): 556-567.

98. Ran R, Wang H F, Hou F, et al. A Microfluidic Tumor-on-a - Chip for Assessing Multifunctional Liposomes' Tumor Targeting and Anticancer Efficacy. Adv Healthc Mater, 2019, 8 (8): e1900015.

99. Monteiro M V, Zhang Y S, Gaspar V M, et al. 3D-bioprinted cancer-on-a-chip: level-up organotypic in vitro models. Trends Biotechnol, 2022, 40 (4): 432-447.

100. Kalot R, Mhanna R, Talhouk R. Organ-on-a-chip platforms as novel advancements for studying heterogeneity, metastasis, and drug efficacy in breast cancer. Pharmacol Ther, 2022, 237: 108156.

101. Schuster B, Junkin M, Kashaf S S, et al. Automated microfluidic platform for dynamic and combinatorial drug screening of tumor organoids. Nat Commun, 2020, 11 (1): 5271.

102. Chakrabarty S, Quiros-Solano W F, Kuijten M M P,

et al. A Microfluidic Cancer-on-Chip Platform Predicts Drug Response Using Organotypic Tumor Slice Culture. Cancer Res, 2022, 82（3）: 510-520.

103. Nothdurfter D, Ploner C, Coraca-Huber D C, et al. 3D bioprinted, vascularized neuroblastoma tumor environment in fluidic chip devices for precision medicine drug testing. Biofabrication, 2022, 14（3）.

104. Ao Z, Cai H, Wu Z, et al. Evaluation of cancer immunotherapy using mini-tumor chips. Theranostics, 2022, 12（8）: 3628-3636.

105. Baek S, Yu S E, Deng Y H, et al. Quenching Epigenetic Drug Resistance Using Antihypoxic Microparticles in Glioblastoma Patient-Derived Chips. Adv Healthc Mater, 2022, 11（8）: e2102226.

106. Kim D, Hwang K S, Seo E U, et al. Vascularized Lung Cancer Model for Evaluating the Promoted Transport of Anticancer Drugs and Immune Cells in an Engineered Tumor Microenvironment. Adv Healthc Mater, 2022, 11（12）: e2102581.

107. Alaggio R, Amador C, Anagnostopoulos I, et al. The

5th edition of the World Health Organization Classification of Haematolymphoid Tumours: Lymphoid Neoplasms. Leukemia. 2022, 36 (7): 1720-1748.

108. Khoury J D, Solary E, Abla O, et al. The 5th edition of the World Health Organization Classification of Haematolymphoid Tumours: Myeloid and Histiocytic/Dendritic Neoplasms. Leukemia, 2022, 36 (7): 1703-1719.

109. Arber D A, Orazi A, Hasserjian R P, et al. International Consensus Classification of Myeloid Neoplasms and Acute Leukemias: integrating morphologic, clinical, and genomic data. Blood, 2022, 140 (11): 1200-1228.

110. Campo E, Jaffe E S, Cook J R, et al. The International Consensus Classification of Mature Lymphoid Neoplasms: a report from the Clinical Advisory Committee. Blood, 2022, 140 (11): 1229-1253.

111. Alkan C, Coe B P, Eichler E E. Genome structural variation discovery and genotyping. Nat Rev Genet, 2011, 12 (5): 363-376.

112. Azizipour N, Avazpour R, Rosenzweig DH, et al. Evolution of Biochip Technology: A Review from Lab-on-a-Chip to Organ-on-a-Chip. Micromachines (Basel), 2020, 11 (6): 599.

113. McGuire A L, Gabriel S, Tishkoff S A, et al. The road ahead in genetics and genomics. Nat Rev Genet, 2020, 21 (10): 581-596.

114. Brittain W J, Brandsetter T, Prucker O, et al. The Surface Science of Microarray Generation-A Critical Inventory. ACS Appl Mater Interfaces, 2019, 30, 11 (43): 39397-39409.

115. Lěvěque N, Renois F, Andréoletti L. The microarray technology: facts and controversies. Clin Microbiol Infect, 2013, 19 (1): 10-14.

116. Yousefi P D, Suderman M, Langdon R, et al. DNA methylation-based predictors of health: applications and statistical considerations. Nat Rev Genet, 2022, 23 (6): 369-383.

117. Metzker M L. Sequencing technologies – the next generation. Nat Rev Genet, 2010, 11 (1): 31-46.

118. McCombie W R，McPherson J D，Mardis E R. Next-Generation Sequencing Technologies. Cold Spring Harb Perspect Med，2019，9（11）：a036798.

119. Chakravarty D，Gao J，Phillips S M，et al. OncoKB：A Precision Oncology Knowledge Base. JCO Precis Oncol，2017，2017.

120. Leite Rocha D P. Ashton-Prolla，and C. Rosset，Reviewing the occurrence of large genomic rearrangements in patients with inherited cancer predisposing syndromes：importance of a comprehensive molecular diagnosis. Expert Review of Molecular Diagnostics，2022，22（3）：319-346.

121. Fanale D，Pivetti A，Cancelliere D，et al. BRCA1/2 variants of unknown significance in hereditary breast and ovarian cancer（HBOC）syndrome：looking for the hidden meaning. Critical Reviews in Oncology/Hematology，2022，172：103626.

122. Macchini M，Centonze F，Peretti U，et al. Epidemiology and geographic distribution of BRCA1-2 and DNA Damage response genes pathogenic variants in pancreat-

ic ductal adenocarcinoma patients. Cancer Treatment Reviews，2022，104：102357.

123. Edwards P，Monahan K J. Diagnosis and management of Lynch syndrome. Frontline Gastroenterology，2022，13（e1）：e80-e87.

124. Chen M，Zhao H. Next-generation sequencing in liquid biopsy：cancer screening and early detection. Human genomics，2019，13（1）：1-10.

125. Lennon A M，Buchanan A H，Kinde I， et al. Feasibility of blood testing combined with PET-CT to screen for cancer and guide intervention. Science，2020，369（6499）：eabb9601..

126. Xiao Q，Lu W，Kong X，et al. Alterations of circulating bacterial DNA in colorectal cancer and adenoma：A proof-of-concept study. Cancer Lett，2021，499：201-208.

127. Klein E A，Richards D，Cohn A，et al. Clinical validation of a targeted methylation-based multi-cancer early detection test using an independent validation set. Ann Oncol，2021，32（9）：1167-1177.

128. Hackshaw A, Clarke C A, Hartman A R. New genomic technologies for multi-cancer early detection: Rethinking the scope of cancer screening. Cancer Cell, 2022, 40 (2): 109-113.

129. Mathios D, Johansen JS, Cristiano S, et al. Detection and characterization of lung cancer using cell-free DNA fragmentomes. Nat Commun, 2021, 12 (1): 5060.

130. CristianoS, Leal A, Phallen J, et al. Genome-wide cell-free DNA fragmentation in patients with cancer. Nature, 2019, 570 (7761): 385-389.

131. Bao H, Wang Z, MaX, et al. Letter to the Editor: An ultra-sensitive assay using cell-free DNA fragmentomics for multi-cancer early detection. Mol Cancer, 2022, 21 (1): 129.

132. Ma X, Chen Y, Tang W, et al. Multi-dimensional fragmentomic assay for ultrasensitive early detection of colorectal advanced adenoma and adenocarcinoma. J Hematol Oncol, 2021, 14 (1): 175.

133. Zhang X, Wang Z, Tang W, et al. Ultrasensitive and

affordable assay for early detection of primary liver cancer using plasma cell-free DNA fragmentomics. Hepatology, 2022, 76 (2): 317-329.

134. Xu L, Xie X, Shi X, et al. Potential application of genomic profiling for the diagnosis and treatment of patients with sarcoma. Oncol Lett, 2021, 21 (5): 353.

135. Fusco M J, Knepper T C, Balliu J, et al. Evaluation of Targeted Next-Generation Sequencing for the Management of Patients Diagnosed with a Cancer of Unknown Primary. Oncologist, 2022, 27 (1): e9-e17.

136. Cobain E F, Wu Y M, Vats P, et al. Assessment of Clinical Benefit of Integrative Genomic Profiling in Advanced Solid Tumors. JAMA Oncol, 2021, 7 (4): 525-533.

137. Hussen B M, Abdullah S T, Salihi A, et al. The emerging roles of NGS in clinical oncology and personalized medicine. Pathol Res Pract, 2022, 230: 153760.

138. Twomey J D, Zhang B. Cancer Immunotherapy Update: FDA-Approved Checkpoint Inhibitors and Com-

panion Diagnostics. AAPS J, 2021, 23（2）：39.

139. Dang D K, Park B H. Circulating tumor DNA: current challenges for clinical utility. J Clin Invest, 2022, 132（12）.

140. Network N C C. NCCN clinical practice guidelines in oncology colon cancer, version 1. https://www.nccn.org, 2022.

141. 吴一龙，等.非小细胞肺癌分子残留病灶专家共识.循证医学，21（3）：129-135.

142. Chen G, Peng J, Xiao Q, et al. Postoperative circulating tumor DNA as markers of recurrence risk in stages II to III colorectal cancer. J Hematol Oncol, 2021, 14（1）：80.

143. Qiu B, Guo W, Zhang F, et al. Dynamic recurrence risk and adjuvant chemotherapy benefit prediction by ctDNA in resected NSCLC. Nat Commun, 2021, 12（1）：6770.

144. Zhang J T, Liu S Y, Gao W, et al. Longitudinal Undetectable Molecular Residual Disease Defines Potentially Cured Population in Localized Non-Small Cell

Lung Cancer. Cancer Discov，2022，12（7）：1690-1701.

145. Xia L，Mei J，Kang R，et al. Perioperative ctDNA-Based Molecular Residual Disease Detection for Non-Small Cell Lung Cancer：A Prospective Multicenter Cohort Study（LUNGCA-1）. Clinical Cancer Research，2022，28（15）：3308-3317.

146. Wang Y，Yang L，Bao H，et al. Utility of ctDNA in predicting response to neoadjuvant chemoradiotherapy and prognosis assessment in locally advanced rectal cancer：A prospective cohort study. PLoS Med，2021，18（8）：e1003741.

147. Yang Y，Zhang T，Wang J，et al. The clinical utility of dynamic ctDNA monitoring in inoperable localized NSCLC patients. Mol Cancer，2022，21（1）：117.

148. 杨芃原，钱小红，盛龙生，等.生物质谱技术与方法.北京：科学出版社，2003.

149. Little D P，Braun A，O'Donnell M J，et al. Mass spectrometry from miniaturized arrays for full comparative DNA analysis. Nat Med，1997，3（12）：1413-

1416.

150. Thomas R K，Baker A C，Debiasi R M，et al. High-throughput oncogene mutation profiling in human cancer. Nat Genet，2007，39（3）：347-351.

151. Suttner K，Rosenstiel P，Depner M，et al. TBX21 gene variants increase childhood asthma risk in combination with HLX1 variants. J Allergy Clin Immunol，2009，123（5）：1062-1068，8e1-8.

152. Griffin JH，Downard KM. Mass spectrometry analytical responses to the SARS-CoV2 coronavirus in review. Trends Analyt Chem，2021，142：116328.

153. 中国核酸质谱应用专家共识协作组.中国核酸质谱应用专家共识.中华医学杂志，2018，98（12）：895-900.

154. Chen X，Zhang J，Ruan W，et al. Urine DNA methylation assay enables early detection and recurrence monitoring for bladder cancer. J Clin Invest，2020，130（12）：6278-6289.

155. Qian X Q，Agyekum E A，Zhao L L，et al. A comparison of DP-TOF Mass Spectroscopy（MS）and Next

Generation Sequencing (NGS) methods for detecting molecular mutations in thyroid nodules fine needle aspiration biopsies. Front Endocrinol (Lausanne), 2022, 3: 928788.

156. Chapman M A, Lawrence M S, Keats J J, et al Initial genome sequencing and analysis of multiple myeloma. Nature, 2011, 471 (7339): 467-472.

157. Lohr J G, Stojanov P, Carter S L, et al. Widespread genetic heterogeneity in multiple myeloma: implications for targeted therapy. Cancer Cell, 2014, 25 (1): 91-101.

158. Bjorklund C C, Lu L, Kang J, et al. Rate of CRL4 (CRBN) substrate Ikaros and Aiolos degradation underlies differential activity of lenalidomide and pomalidomide in multiple myeloma cells by regulation of c-Myc and IRF4. Blood Cancer J, 2015, 5 (10): e354.

159. Zhu Y X, Braggio E, Shi C X, et al. Identification of cereblon-binding proteins and relationship with response and survival after IMiDs in multiple myeloma. Blood, 2014, 124 (4): 536-545.

160. Jacot W，Lopez-Crapez E，Mollevi C，et al. BRCA1 Promoter Hypermethylation is Associated with Good Prognosis and Chemosensitivity in Triple-Negative Breast Cancer. Cancers（Basel），2020，12（4）：828.

161. Ardui S，Ameur A，Vermeesch JR，et al. Single molecule real-time（SMRT）sequencing comes of age：applications and utilities for medical diagnostics. Nucleic Acids Res，2018，46（5）：2159-2168.

162. 谭聃，欧铜. 第三代测序技术的研究进展与临床应用. 生物工程学报，2022，1（9）.

163. Merker J D，Sulovari A，Wang T，et al. Long-read genome sequencing identifies causal structural variation in a Mendelian disease. Genet Med，2018，20（1）：159-163.

164. Shendure J，Balasubramanian S，Church G M，et al. DNA sequencing at 40：past，present and future. Nature，2017.

165. Hangauer M J，Vaughn I W，McManus M T. Pervasive transcription of the human genome produces thou-

sands of previously unidentified long intergenic noncoding RNAs. PLoS Genetic, 2013, 9: e1003569.

166. Shalek A K, Satija R, Adiconis X, et al. Singlecell transcriptomics reveals bimodality in expression and splicing in immune cells. Nature, 2013, 498: 236-240.

167. Bengtsson M, Stahlberg A, Rorsman P, et al. Gene expression profiling in single cells from the pancreatic islets of Langerhans reveals lognormal distribution of mRNA levels. Genome Res, 2005, 15: 1388-1392.

168. Sasagawa Y, Nikaido I, Hayashi T, et al. Quartz-Seq: a highly reproducible and sensitive single-cell RNA sequencing method, reveals non-genetic gene-expression heterogeneity. Genome Biol, 2013, 14 (4): R31.

169. Hashimshony T, Wagner F, Sher N, et al. 2012. CEL-Seq: single-cell RNA-Seq by multiplexed linear amplification. Cell Rep, 2, 666e673.

170. Jaitin D A, Kenigsberg E, Keren-Shaul H, et al. 2014. Massively parallel single-cell RNA-seq for mark-

er-free decomposition of tissues into cell types. Science, 343, 776e779.

171. Ramskold D, Luo S, Wang Y C, et al. Full-length mRNA-Seq from single-cell levels of RNA and individual circulating tumor cells. Nat Biotechnol, 2012, 30 (8): 777-782.

172. Picelli S, Faridani O R, Björklund A K, et al. Full-length RNA-seq from single cells using Smart-seq2. Nat Protoc, 2014, 9 (1): 171-181.

173. Macosko E Z, Basu A, Satija R, et al. 2015. Highly parallel genomewide expression profiling of individual cells using nanoliter droplets. Cell, 161, 1202-1214.

174. Klein A M, Mazutis L, Akartuna I, et al. 2015. Droplet Barcoding for Single-Cell Transcriptomics Applied to Embryonic Stem Cells. Cell, 161, 1187-1201.

175. Eberwine J, Sul J Y, Bartfai T, et al. The promise of single-cell sequencing. Nature Methods. January, 2014, 11 (1): 25-27.

176. Fan X, Yang C, Li W, et al. SMOOTH-seq: single-cell genome sequencing of human cells on a third-gen-

eration sequencing platform. Genome Biol，2021，22（1）：195.

177. Morrow M，Donaldson J. Nanostring′s nCounter-A True Digital Target Profiling Technology. PDA J Pharm Sci Technol，2011，65（6）：692.

178. Geiss G K，Bumgarner R E，Birditt B，et al. Direct multiplexed measurement of gene expression with color-coded probe pairs. Nat Biotechnol，2008，26（3）：317-325.

179. 胡东，等. NanoString数字基因定量技术在生物医学领域的应用进展. 国际生物医学工程杂志，2013（12）.

180. 欧阳胜荣，等.NanoString nCounter分析系统进行多基因表达计数的评价. 现代生物医学进展，2015（1）.

181. Decalf J，Albert M L，Ziai J，et al. New tools for pathology：a user′s review of a highly multiplexed method for in situ analysis of protein and RNA expression in tissue. J Pathol，2019，247（5）：650-661.

182. Tsang H F，Xue V W，Koh S P，et al. NanoString，

a novel digital color－coded barcode technology： current and future applications in molecular diagnostics. Expert Rev Mol Diagn，2017，17（1）：95-103.

183. Merritt C R，Ong G T，Church S E，et al. Multiplex digital spatial profiling of proteins and RNA in fixed tissue. Nat Biotechnol，2020，38（5）：586-599.

184. Veldman-Jones M H，Brant R，Rooney C，et al. Evaluating Robustness and Sensitivity of the NanoString Technologies nCounter Platform to Enable Multiplexed Gene Expression Analysis of Clinical Samples. Cancer Res，2015，75（13）：2587-2593.

185. Ståhl P L，Salmén F，Vickovic S，et al. Visualization and analysis of gene expression in tissue sections by spatial transcriptomics. Science，2016，353（6294）：78-82.

186. Cabrita R，Lauss M，Sanna A，et al. Tertiary lymphoid structures improve immunotherapy and survival in melanoma. Nature，2020.

187. Wei X，Fu S，Li H，et al. Single-cell Stereo-seq reveals induced progenitor cells involved in axolotl brain

regeneration. Science, 2022, 377 （6610）:
eabp9444.

188. Liu Y, Yang M, Deng Y, et al. High-Spatial-Reso-
lution Multi-Omics Sequencing via Deterministic Bar-
coding in Tissue. Cell, 2020, 183 （6）: 1665-1681.

189. Furqan M, Atlas of Subcellular RNA Localization, et
al. Atlas of Subcellular RNA Localization Revealed by
APEX-Seq. Cell, 2019, 178 （2）: 473-490.

190. Fredriksson S, Gullberg M, Jarvius J, et al. Protein
detection using proximity-dependent DNA ligation as-
says. Nature biotechnology, 2002, 20: 473-477.

191. Gullberg M, Gústafsdóttir S M, Schallmeiner E, et al.
Cytokine detection by antibody-based proximity liga-
tion. Proceedings of the National Academy of Sciences
of the United States of America, 2004, 101: 8420-
8424.

192. Fredriksson S, Horecka J, Brustugun O T, et al. Mul-
tiplexed proximity ligation assays to profile putative
plasma biomarkers relevant to pancreatic and ovarian
cancer. Clinical chemistry, 2008, 54: 582-589.

193. Lundberg M, Eriksson A, Tran B, et al. Homogeneous antibody – based proximity extension assays provide sensitive and specific detection of low–abundant proteins in human blood. Nucleic acids research, 2011, 39: e102.

194. Assarsson E, Lundberg M, Holmquist G, et al. Homogenous 96–plex PEA immunoassay exhibiting high sensitivity, specificity, and excellent scalability. PloS One, 2014, 9: e95192.

195. Liu B, Chen J, Wei Q, et al. Target–regulated proximity hybridization with three–way DNA junction for in situ enhanced electronic detection of marine biotoxin based on isothermal cycling signal amplification strategy. Biosens Bioelectron, 2015, 69: 241–248.

196 Zhong W, Edfors F, Gummesson A, et al. Next generation plasma proteome profiling to monitor health and disease. Nature Communications, 2021, 12 (1): 2493.

197. Poore G D, Kopylova E, Zhu Q, et al. Microbiome analyses of blood and tissues suggest cancer diagnostic

approach. Nature，2020，579，567-574.

198. Nejman D，Livyatan I，Fuks G，et al. The human tumor microbiome is composed of tumor type-specific intracellular bacteria. Science，2020，368，973-980.

199. Jo J H，Kobayashi T，Nagao K. Research Techniques Made Simple：Bacterial 16S Ribosomal RNA Gene Sequencing in Cutaneous Research. J Invest Dermatol，2016，136（3）：e23-e27.

200. Liu Y，Tuddenham S，Sears CL，et al. Methods and applications for microbiome data analysis. Yi Chuan，2019，41（9）：845-862.

201. 中国医师协会检验医师分会分子诊断专家委员会. 实验室自建分子诊断项目基本要求专家共识. 中华检验医学杂志，2016，39：897-900.

202. 中华医学会病理学分会，中国医师协会病理科医师分会，中国抗癌协会肿瘤病理专业委员会，国家卫生和计划生育维护安徽病理质量控制与评价中心，全国分子病理指导委员会. 分子病理诊断实验室建设指南（试行）. 中华病理学杂志，2015，44：369-371.

203. 中华医学会检验医学分会. 我国医学检验部门自建检测方法发展与管理建议. 中华检验医学杂志，2017，40：162-164.

204. Genzen JR，Mohlman JS，Lynch JL，et al. Laboratory-Developed Tests：A Legislative and Regulatory Review. Clin Chem，2017，63：1575-1584.

205. Genzen JR. Regulation of Laboratory-Developed Tests. Am J Clin Pathol，2019，152：122-134.

206. 廖健伟，李斯特，欧阳锋，et al. 肿瘤自动化高通量测序实验室平面及暖通系统设计探讨. 诊断病理学杂志，2021.

207. 广东省医学教育协会甲状腺专业委员会 and 广东省基层医药学会细胞病理与分子诊断专业委员会. 甲状腺癌基因检测与临床应用广东专家共识（2020版）. 中华普通外科学文献：电子版，2020，14（3）：161-168.

208. Wang S，Meng F，Li M，et al. Multi-Dimensional Cell-free DNA Fragmentomic Assay for Detection of Early-Stage Lung Cancer. Am J Respir Crit Care Med，2022.

209.Cohen J D, Li L, Wang Y, et al. Detection and local-ization of surgically resectable cancers with a multi-an-alyte blood test. Science, 2018, 359 (6378): 926-930.

210.Xu H, Zhang Y, Wu H, et al. High Diagnostic Accu-racy of Epigenetic Imprinting Biomarkers in Thyroid Nodules. J Clin Oncol, 2022: JCO2200232.

211.Chen X, Hu Y, Su W, et al. Diagnostic value of ge-netic mutation analysis and mutation profiling of cell-free DNA in intraocular fluid for vitreoretinal lympho-ma. Haematologica, 2022.

212.Wang X, Su W, Gao Y, et al. A pilot study of the use of dynamic cfDNA from aqueous humor and vitreous flu-id for the diagnosis and treatment monitoring of vitreo-retinal lymphomas. Cancer Communications, 2022.

213.Schmitz R, Wright G W, Huang D W, et al. Genetics and Pathogenesis of Diffuse Large B-Cell Lymphoma. N Engl J Med, 2018, 378 (15): 1396-1407.

214.Mishina T, Oshima-Hasegawa N, Tsukamoto S, et al. Genetic subtype classification using a simplified algorithm and mutational characteristics of diffuse large B-cell lymphoma in a Japanese cohort. Br J Haematol, 2021, 195 (5): 731-742.

215. Wright G W, Huang D W, Phelan J D, et al. A Probabilistic Classification Tool for Genetic Subtypes of Diffuse Large B Cell Lymphoma with Therapeutic Implications. Cancer Cell, 2020, 37 (4): 551-568 e14.

216. Hu S, Li Q, Peng W, et al. VIT-ALK, a Novel Alectinib-Sensitive Fusion Gene in Lung Adenocarcinoma. J Thorac Oncol, 2018, 13 (5): e72-e74.

217. Fang W, Huang Y, Gan J, et al. Durable Response of Low-Dose Afatinib plus Cetuximab in an Adenocarcinoma Patient with a Novel EGFR Exon 20 Insertion Mutation. J Thorac Oncol, 2019, 14 (10): e220-e221.

218. 中国抗癌协会肿瘤标志专业委员会遗传性肿瘤标志物协作组&中华医学会病理学分会分子病理学组. 同源重组修复缺陷临床检测与应用专家共识（2021版）. 中国癌症防治杂志, 2021, 13 (4): 329-338.

219. Ye L F, Huang Z Y, Chen X X, et al. Monitoring tu-

mour resistance to the BRAF inhibitor combination regimen in colorectal cancer patients via circulating tumour DNA. Drug Resist Updat, 2022, 65: 100883.

220. Chen X, Wang D, Liu J, et al. Genomic alterations in biliary tract cancer predict prognosis and immunotherapy outcomes. J Immunother Cancer, 2021, 9 (11).

221. Wang X, Zhou L, Yin J C, et al. Lung Adenocarcinoma Harboring EGFR 19del/C797S/T790M Triple Mutations Responds to Brigatinib and Anti-EGFR Antibody Combination Therapy. J Thorac Oncol, 2019, 14 (5): e85-e88.

222. 中国抗癌协会脑胶质瘤专业委员会. 中国抗癌协会脑胶质瘤整合诊治指南（精简版）. 中国肿瘤临床, 2022, 49 (19): 1.

223. Network N C C. NCCN Clinical Practice Guidelines in Oncology Soft Tissue Sarcoma Version2. https://www.nccn.org, 2022.

224. Kandoth C, Schultz N, Cherniack A D, et al. Integrated genomic characterization of endometrial carcinoma. Nature, 2013, 497 (7447): 67-73.

225.Wang X, Gao Y, Shan C, et al. Association of circulating tumor DNA from the cerebrospinal fluid with high-risk CNS involvement in patients with diffuse large B-cell lymphoma. Clin Transl Med, 2021, 11 (1): e236.